张永杰用药心得汇讲

主 编 张永杰 尹德辉 邱晓堂

科学出版社

北 京

内 容 简 介

张永杰教授从医 40 余年，积累了丰富的学识与经验，提出了诸多真知灼见，对于丰富中医临床与学术大有裨益，值得后学者继承和发展。本书内容分 19 章，分别为解表药、清热药、泻下药等，主要从临床用药特色、常用药应用心得以及海南地方黎药应用等方面对张永杰教授临证经验进行了介绍，并由张永杰教授亲自审核点评，以更好地真实体现张教授的治病思路，促进医学同道的交流学习，推动祖国医学的发展。每章末用二维码链接该章彩色图片，请扫码后观看。

本书可供中医临床医生、中医专业学生阅读参考。

图书在版编目（CIP）数据

张永杰用药心得汇讲/张永杰，尹德辉，邱晓堂主编. —北京：科学出版社，2021.2
　ISBN 978-7-03-068047-1

　Ⅰ.①张…　Ⅱ.①张…②尹…③邱…　Ⅲ.①中药学-临床药学
Ⅳ.①R285.6

中国版本图书馆 CIP 数据核字（2021）第 026544 号

责任编辑：郭海燕　白会想 / 责任校对：贾娜娜
责任印制：徐晓晨 / 封面设计：蓝正设计

科 学 出 版 社出版
北京东黄城根北街 16 号
邮政编码：100717
http://www.sciencep.com
北京中科印刷有限公司 印刷
科学出版社发行　各地新华书店经销
*
2021 年 2 月第 一 版　开本：787×1092　1/16
2021 年 2 月第一次印刷　印张：9 1/2
字数：233 000
定价：68.00 元
（如有印装质量问题，我社负责调换）

《张永杰用药心得汇讲》编委会

主　　编　张永杰　尹德辉　邱晓堂

副 主 编　谢毅强　高　湲　朱　叶　陈学武

编　　委（按姓氏笔画排序）

王舒晗　尹德辉　朱　叶　任守忠

邱晓堂　张永杰　陈宇彬　陈学武

周小慧　庞艳阳　高　湲　唐允婷

常　杰　梁　超　董秀娟　谢毅强

鲍春玲

序

    中医学是我国优秀传统文化最重要的组成部分之一，其在古代哲学思想的影响和指引下，通过一代又一代人的不断总结、补充和完善，逐步积累了丰富的诊断和治疗经验，形成了一门具有独特的理论体系和诊疗体系的医学科学。从古至今，许多医家在特定的历史条件下，对这一理论体系又有新的阐发，通过不断地继承、研究和探索，中医学不断充实、完善，向前发展。中药是中医防治疾病的重要手段，许多名老中医在长期临床实践中，积累了很多应用经验和心得体会，其中不仅有对传统中药的继承和发挥，还有对许多中药的新认识、新运用和新经验。

    张永杰为首届全国名中医，第四批、第五批、第六批全国老中医药专家学术经验继承工作指导老师，全国中医（临床、基础）优秀人才研修项目指导老师，享受国务院政府特殊津贴专家，海南省有突出贡献优秀专家。现为海南省中医药学会常务副会长、海南省药学会副理事长、海南省医师协会中医专业委员会主任委员。曾先后荣获"中国首届百名杰出青年中医""全国第二届中青年医学科技之星""中国医师奖""海南省最具社会价值十大杰出医疗卫生专业技术人才"和"海南十佳好医护""中国好医生""全国名中医"等荣誉称号。该同志从事中医药工作 40 余年，长期坚持在临床一线工作，中医药基础理论扎实，学术成果丰硕。临床方面，擅长运用中西医结合辨证与辨病方法治疗内科多种疑难病症，其疗法尤其对冠心病、心律失常、高血压、糖尿病、风湿性疾病以及神经内分泌失调、亚健康综合征等疗效显著。该书旨在从临床用药特色、常用药应用心得等方面对张永杰教授的临证经验进行介绍，其中很多内容较已出版其他书籍而言，更具地方用药特色及诊疗思维，海南位于祖国南端，偏处岭南，张永杰教授临床遣方用药因地制宜，紧密结合海南气候特点，常年经验累积总结，汇聚一书，极具学术研究价值。

    海南中医药事业发展相对落后，需要领军人才的引领和带动，尤其是海南正在建设自由贸易试验区和中国特色自由贸易港，相比其他省份，更加需要中医药发挥其优势和特色，相信该书的出版，必将传承中医学术文明，为发展中医药特色提供帮助。是故本人乐而为序也。

2020 年 6 月

目　　录

第一章 解 表 药

麻 黄

《神农本草经》

麻黄（图 1-1）为麻黄科植物草麻黄、中麻黄或木贼麻黄的干燥草质茎。分布于河北、山西、内蒙古、陕西、甘肃、新疆等地。味辛、微苦，性温。归肺、膀胱经。有发汗解表，宣肺平喘，利水消肿的功效。《神农本草经》中麻黄"主中风，伤寒头痛，温疟，发表出汗，去邪热气，止咳逆上气，除寒热，破癥坚积聚"。麻黄主要有效成分为生物碱，并有多糖、挥发油、有机酸、鞣质、黄酮成分。现代药理学研究表明，麻黄药理作用丰富，挥发油具有发汗、祛痰、解热等作用；麻黄碱和伪麻黄碱可以平喘、利尿；黄酮有抗氧化作用，能延缓机体衰老；多糖具有免疫调节、清除氧自由基、降血糖等多种药理活性。

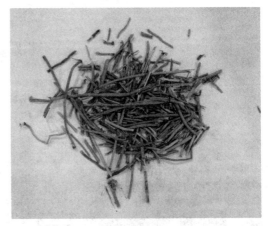

图 1-1 麻黄

麻黄发汗作用明显，善于宣肺气、开腠理、透毛窍而发汗解表，用于治疗风寒外郁，腠理闭密无汗的外感风寒表实证。临床常与桂枝按 3∶2 的比例配伍，二者同为辛温之品，入肺、膀胱经。麻黄善行肌表卫分，乃发汗之要药；桂枝透营达卫，助麻黄解表散邪，麻桂相配，一来助麻黄发汗之力，二来监麻黄发汗太过。生麻黄、清炒麻黄、蜜麻黄的发汗作用由强至弱。

麻黄可外开皮毛之郁闭，以使肺气宣畅；内降上逆之气，以复肺司肃降之常，故善平喘，可治疗肺气壅遏所致的喘咳胸闷。用麻黄治疗喘咳，常配杏仁，清周岩有言："杏仁者，所以为麻黄之臂助也。"杏仁味苦降泄，为治疗咳喘之要药。麻黄得杏仁，宣肺气之中有降，不致肺气宣发太过；杏仁得麻黄，降肺气之中有升，不致肺气肃降太过。

麻黄还具有散寒通滞的功效，可用治风寒湿痹、阴疽痰核，常配合其他中药治疗风寒湿邪凝滞筋骨证，如白术、薏苡仁等健脾利湿药物和乌头、附子、细辛等温经散寒药物。大量的实验研究证实，以麻黄为主的复方（如阳和汤）具有较好的抗肿瘤作用。

麻黄的用量一般为 2～10g，煎服。治疗水肿时常比一般用量大，可由 9g 渐加至 15g，本品发汗解表宜生用，不宜久煎。生麻黄发汗解表的效力大，炙麻黄发汗力小而平喘止咳的效果较好，"蜜制甘缓而润肺"，麻黄经蜜炙后，能缓和发汗作用，增强宣肺平喘功效，以宣肺平喘止咳力胜。麻黄捣绒后作用较为缓和，小儿、老人及体虚者宜用麻黄绒。《伤寒论》中以麻黄汤、大青龙汤为代表的方剂要求麻黄"去节"，即采用麻黄茎的节间部位入药。古有"节者节也"之说，认为麻黄的节有一定的止汗作用，去节之后发汗之力更为迅猛。但研究表明麻黄药材不同部位的发汗作用仅表现为节比节间弱，而无相反作用。

　　本品发汗宣肺力强，用药时间不宜超过2周，凡表虚自汗、阴虚盗汗及肺肾虚喘者均当慎用。麻黄中能引发不良反应的主要成分是麻黄碱，其特性与肾上腺素类似，不良反应大多集中于心血管系统和神经系统，可出现中枢神经和交感神经兴奋症状，如头晕、耳鸣、烦躁不安、心律失常、血压升高、瞳孔散大等不良反应，严重者可出现排尿困难，甚至心肌梗死或死亡，故心脏病、高血压、糖尿病、甲状腺疾病、前列腺肥大、焦虑症或青光眼患者，以及妊娠期或哺乳期的妇女慎用。麻黄与洋地黄等强心药、阿替洛尔等抗心律失常药、氨茶碱、降压药、单胺氧化酶抑制剂同用时，也易引起不良反应，甚至中毒。

桂　枝

《名医别录》

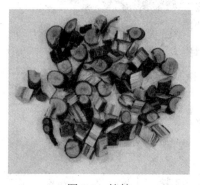

图 1-2　桂枝

　　桂枝（图1-2）为樟科植物肉桂的干燥嫩枝。主产于广东、广西。春夏二季采收，除去叶，晒干或切片晒干。本品有特异香气、味甜，微辛，皮部味较浓。味辛、甘，性温。归心、肺、膀胱经。有发汗解肌，温通经脉，助阳化气，平冲降逆的功效。桂枝中含有桂皮醛、桂皮酸、肉桂醇、原儿茶酸等化学成分。现代药理研究表明，桂枝具有缓和肠胃刺激、强心、改善微循环、抗炎、抗血小板聚集等多种生理活性。

　　桂枝发汗解肌的功效缘于其辛甘温煦，桂枝中的桂皮醛有促进皮肤血管扩张，改善血液循环的作用，桂枝汤以桂枝为君，取其甘温助阳、辛温发散之性，以辛温散邪从阳扶卫，配伍等量白芍敛阴和营，使之散敛结合，刚柔相济以调和营卫，解肌发表。柯琴在《伤寒来苏集》中称桂枝汤为"仲景群方之魁，乃滋阴和阳，调和营卫，解肌发汗之总方也"。

　　桂枝还具有温通经脉，散寒止痛的功效，故对于风邪、寒邪侵袭人体所致的疼痛可起到疏风散寒止痛的作用，在临床中可用来治疗内科、骨科、妇科等多科疾病和多种性质的疼痛。如其类方麻黄汤可治外感风寒表实证所致周身疼痛，葛根汤可治外感风寒所致的项背痛；桂枝附子汤可治疗寒邪闭阻经络肢体关节所致的疼痛；少腹逐瘀汤可治疗妇人瘀血阻滞血脉所致的痛经。

　　桂枝还可温扶脾阳以助运水，治疗脾阳不运，水湿内停所致的痰饮病，常与茯苓、白术等同用，如苓桂术甘汤；或与茯苓、猪苓、泽泻等同用，如五苓散。

　　本品还能助心阳、通血脉、止悸动，治疗心阳不振，不能宣通血脉，而导致的心悸、奔豚，常与甘草、人参、麦冬等同用，如炙甘草汤或桂枝加桂汤。

　　桂枝和肉桂都来自桂树，桂枝是桂树的嫩枝，肉桂是指将其树皮去除最外层栓皮后的树干皮，即桂树的老皮。桂枝性温，归心、肺、膀胱经，轻而走上，肉桂性热，归心、肝、肾、脾。性沉而入下，主要是用来治疗阳衰与里寒重症，《药性赋》里说："气之薄者，桂枝也；气之厚者，肉桂也。气薄则发泄，桂枝上行而发表；气厚则发热，肉桂下行而补肾——此天地亲上、亲下之道也。"

桂枝用量范围很大，一般为 6～30g，煎服。

本品辛温助热，如应用不当则有伤阴、动血之虞，凡外感热病、阴虚火旺、血热妄行等证，均当忌用。孕妇及月经过多者慎用。

防 风

《神农本草经》

防风（图 1-3）为伞形科植物防风的干燥根。主产于黑龙江、内蒙古、吉林、辽宁等地。味辛、甘，微温。归膀胱、肝、脾经。有祛风解表，胜湿止痛，止痉的功效。《神农本草经》中防风"主大风头眩痛，恶风，风邪，目盲无所见，风行周身，骨节疼痹，烦满"。张元素《医学启源·用药备旨》中载防风为"风升生"中首位药，"气温味辛，疗风通用"，认为防风为治风通用之品。防风中化学成分主要有色原酮类、香豆素类、有机酸、多糖类、聚炔类、甾醇类等。现代药理研究表明防风具有解热、镇痛、抗炎、抗菌、抗肿瘤、抗惊厥等多种生物活性。

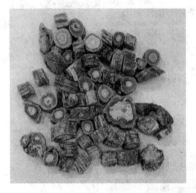

图 1-3 防风

防风治风，首先具有辛散祛风解表的功效，外感风寒、风湿、风热表证均可配伍使用。如治风寒表证，常配以荆芥、羌活、独活等药同用，如荆防败毒散；治外感风湿，常配以羌活、藁本、川芎等药同用，如羌活胜湿汤；治风热感冒，常配伍薄荷、蝉蜕、连翘等辛凉解表药。

其次具有祛风散寒，胜湿止痛的功效，常用于治疗风寒湿痹、肢节疼痛、筋脉挛急，可配伍羌活、独活、姜黄等祛风湿、止痹痛药。有研究表明防风的镇痛、镇静作用是色原酮、香豆素、聚乙炔、挥发油等多种化学成分协同作用的结果，其中色原酮作用最强，其作用机制包括抗炎、对中枢神经系统的作用及对肝代谢酶的作用等。

防风还可祛风止痒，用于治疗风邪所致之瘾疹瘙痒等皮肤病。其中，风寒常与麻黄、白芷、苍耳子等配伍；风热常配伍薄荷、蝉蜕、僵蚕等药；湿热可与土茯苓、白鲜皮、赤小豆等同用；若兼里实热结者，常配伍大黄、芒硝、黄芩等药，如《黄帝素问宣明论方》中的防风通圣散，主治外感风邪、内有蕴热、表里俱实之证，皮肤科多用此方治疗湿疹、痤疮、皮肤瘙痒等症，效果颇佳。

防风的用量一般为 5～10g，煎服。炮制品主要为生防风、炒防风等。生防风主要有固表止汗、祛风止痉、疏肝健脾、胜湿散火的功效；炒防风能入血分增强止血之效，又能引邪外出，有活血通经的功效。

本品药性偏温，阴血亏虚、热病动风者不宜使用；血虚发痉、阴虚火旺者慎用。

羌　活

《神农本草经》

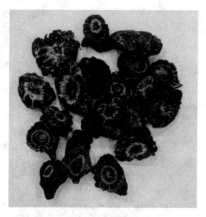

图 1-4　羌活

羌活（图 1-4）为伞形科植物羌活或宽叶羌活的干燥根茎及根。主产于陕西、四川、甘肃、青海、西藏。是中、藏、羌医药体系中常用的中药，本品气香，味微苦而辛，归膀胱、肾经。有解表散寒，祛风除湿，止痛的功效。《本草备要》记载："羌活……治风湿相搏，本经[太阳]头痛，督脉为病，脊强而厥，刚痉柔痉，中风不语，头旋目赤。"羌活主要有效成分为挥发油、萜类、香豆素类、糖苷类、有机酸类、酚类等。现代药理学研究表明，羌活具有抗炎、抗氧化、抗心律失常、抗菌、抗癌细胞增殖、解热镇痛等多种药理活性。

羌活性温，味苦、辛，入太阳经，具有升散之性。常用于治疗风寒感冒，头痛项强。常与防风、川芎、黄芩、苍术、桔梗等配伍。常见药对为羌活、防风和黄芩，羌活胜湿偏强，防风治风为主，黄芩宣泄里热，三药配伍，既能祛风散寒又能胜湿止痛。

羌活还常用来治疗风寒湿痹、肩背酸痛。《珍珠囊》记载："骨节痛非此不能除。" 本品有较强的祛风湿、止痛作用，尤其对上半身风寒湿痹、肩背酸痛者常用，常与防风、姜黄、当归、独活等药同用。

羌活最初见于《神农本草经》，列在独活项下，为一别名。历代本草多将羌活与独活相混，至《本草经集注》，陶弘景才明确指出羌活、独活为 2 种药材。羌活祛风湿与独活不同。羌活偏于祛上半身的风湿，善治脊、项、头、背的疼痛。独活偏于祛下半身风湿，善治腰、腿、足胫的疼痛。

羌活的用量一般为 3～10g，煎服。

羌活辛香温燥之性较烈，《本草经疏》在"诸病应忌药总例"中将羌活归于"升提发散""辛温辛热发散"药，对"阳虚，即真气虚"者、"阴虚，即精血虚"者及"表虚其证自汗恶风"者忌用。另外羌活用量过多，易致呕吐，故脾胃虚弱者不宜服。

苍　耳　子

《神农本草经》

苍耳子为菊科植物苍耳的干燥成熟带总苞的果实。主产于山东、江苏、湖北。本品辛、苦，温；有毒。归肺经。有散风寒，通鼻窍，祛风湿，止痛的功效。《神农本草经》记载苍耳子"主风头寒痛，风湿周痹，四肢拘挛痛，恶肉死肌"。苍耳子主要有效成分包括萜类、噻嗪类、噻吩类、糖苷类、木脂素类、酚酸类等。现代药理学研究表明，苍耳子具有抗炎、抗氧化、抗病毒、抗增殖、抗肿瘤、抗过敏等多种药理活性，对免疫系统、心血管系统、血液系统也有一定的影响。

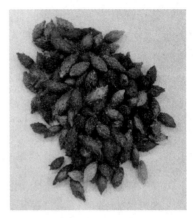

苍耳子（图 1-5）为历代医家常用的鼻科要药，是治疗鼻渊、鼻鼽之良药，具有祛风、通窍、散结的功效。常与辛夷、白芷等散风寒通鼻窍药配伍，如《济生方》的苍耳子散常用于治疗风邪上攻之鼻渊，临床上用于治疗急慢性鼻炎、鼻窦炎及过敏性鼻炎等病。

苍耳子还有祛风止痒散结的作用，可用于治疗各种癣、疥、痒疹及麻风等。

苍耳子的用量一般为 3～10g，煎服。

血虚头痛不宜服用。苍耳子有小毒，苍耳子中所含的羧基苍术苷、苍术苷及其衍生物是其主要的毒性成分，临床中

图 1-5 苍耳子

也常出现因苍耳子或苍耳子炮制品使用不当而中毒的现象，且对肝、肾等脏器均有损伤，炮制后可减轻毒性。苍耳子炮制后羧基苍术苷、苍术苷含量显著降低，提示炮制可减轻苍耳子的毒性。

牛 蒡 子

《名医别录》

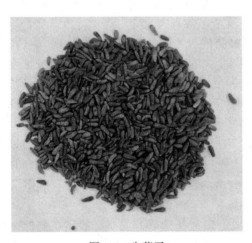

图 1-6 牛蒡子

牛蒡子（图 1-6）为菊科植物牛蒡的干燥成熟果实。主产于东北及浙江省。此外，四川、湖北、河北、河南、陕西等省亦产。本品辛、苦，寒。归肺、胃经。有疏散风热，宣肺祛痰，利咽透疹，解毒消肿的功效。《药品化义》记载："牛蒡子能升能降，力解热毒。味苦能清火，带辛能疏风，主治上部风痰，面目浮肿，咽喉不利，诸毒热壅，马刀瘰疬，颈项痰核，血热痘，时行疹子，皮肤瘾疹。凡肺经风热，悉宜用此。"牛蒡子主要有效成分为木脂素类、挥发油及脂肪酸类、萜类以及酚酸类化合物等，此外，牛蒡子中还含有多聚糖、维生素、氨基酸、蛋白质、纤维素和少量生物碱等。现代药理学研究表明，牛蒡子具有抗炎、抗病毒、抗肿瘤、治疗肾病、降血糖等多种药理活性。

牛蒡子有疏散风热，宣肺祛痰的功效，常用于治疗风热感冒，咳嗽痰多。本品宣肺祛痰，清利咽喉效果较好，故对于咽喉红肿疼痛，或咳嗽痰多不利者常用。现代研究发现牛蒡子中的牛蒡苷和牛蒡苷元可减少咳嗽次数，故有治疗和缓解咳嗽的作用。另外张锡纯在《医学衷中参西录》中用山药配牛蒡子治疗虚劳喘嗽，认为"山药入肺，宁嗽平喘，牛蒡子辛凉清宣，利肺

止咳，二药并用，最善止嗽"。

牛蒡子还具有解毒消痈的作用，可用于治疗痈肿疮毒、丹毒、痄腮、喉痹、咽喉肿痛等热毒病证。《医宗金鉴》中就用瓜蒌牛蒡汤（瓜蒌仁、牛蒡子、天花粉、黄芩、生栀子、连翘、皂角刺、金银花、甘草、陈皮、青皮、柴胡）治疗"乳疽、乳痈"。牛蒡子配伍瓜蒌仁、皂角刺、天花粉可以清热散结、消肿排脓、通便导滞。

蒙医认为临床上牛蒡子具有利尿、破石痞之功能。

牛蒡子的用量一般为6～12g，煎服。

本品性寒，滑肠通便，气虚便溏者慎用。牛蒡子炒制后可以减轻其苦寒、沉降之性，既有利于疏散风热，也能抑制其滑肠伤正之弊。

蝉　蜕

《名医别录》

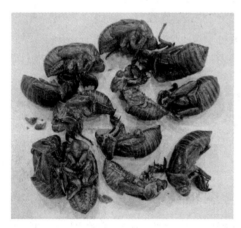

图 1-7　蝉蜕

蝉蜕（图 1-7）为蝉科昆虫黑蚱若虫羽化时脱落的皮壳。主产于山东、河南、河北、江苏、湖北、四川、安徽、浙江等地，其中山东的产量较大。本品甘，寒。归肺、肝经。有疏散风热，利咽开音，透疹，明目退翳，息风止痉的功效。本品为土木余气所化，其体轻浮，其气轻虚，故《本草纲目》记载蝉蜕"其气清虚，故主疗一切风热之症"。蝉蜕化学成分复杂，含有大量的甲壳质、蛋白质、氨基酸、有机酸类成分，还含有酚类、黄酮类、甾体类、糖类、油脂、乙醇胺及多种微量元素等成分。现代药理研究表明蝉蜕具有抗惊厥、镇静止痛、镇咳、祛痰、平喘、解痉、抗炎、抗氧化、抗肿瘤、抗凝、保护心脑血管等多种生理活性。

蝉蜕长于疏散肺经风热以宣肺利咽开音，常用于治疗温病初起，声音嘶哑或咽喉肿痛等症状，临床常配伍薄荷、牛蒡子、前胡等药。如有风热火毒则与薄荷、牛蒡子、金银花等药同用。

蝉蜕还常用于治风热上攻或肝火上炎之目赤肿痛，翳膜遮睛，本品能入肝经，善疏散肝经风热而有明目退翳的功效，常与菊花、决明子等同用。

蝉蜕还可凉肝息风止痉，故可用治小儿急慢惊风。现代药理研究表明蝉蜕还有抗惊厥作用，蝉蜕中含有大量的微量元素，其中铝、磷、钙、镁的含量对抗惊厥的作用有影响。治疗急惊风，可与天竺黄、栀子、僵蚕等药配伍。治疗慢惊风，可与全蝎、天南星、天麻等配伍。

在治疗小儿多动症时，也可运用蝉蜕祛风止痉的功效，常与钩藤为伍，蝉蜕祛风解表，钩藤息风止痉，两者合用发挥协同作用。

此外，蝉蜕还能镇静安神，可以用于治疗小儿夜啼不安，还有成人失眠。

蝉蜕还常与僵蚕配伍，治疗肾脏病如肾炎、肾病综合征、紫癜性肾炎，有消除蛋白尿的作用。

蝉蜕用量一般控制在 5～10g，体壮邪实可用 10～15g，煎服。

桑 叶

《神农本草经》

桑叶（图 1-8）为桑科植物桑的干燥叶。我国各地大都有野生或栽培。本品味甘、苦，性寒。归肺、肝经。具有疏散风热，清肺润燥，平抑肝阳，清肝明目的功效。《本草纲目》记载桑叶"治劳热咳嗽，明目，长发"。桑叶化学成分丰富，主要包括酚类及黄酮类、生物碱类、氨基酸、多糖和甾类化合物等，另外还含脂类、挥发油、有机酸、香豆素、维生素、色素和植物纤维等。 现代药理研究表明桑叶具有降血糖、抗炎、抗菌、抗病毒、降血脂、降血压、保护心脑血管、改善消化功能、抗衰老及抗癌等多种生理活性。

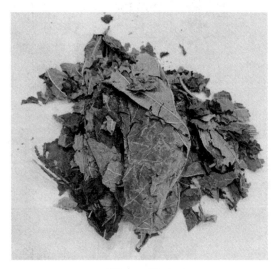

图 1-8 桑叶

桑叶既能疏散风热又能清肺润燥，故常用于风热犯肺，发热、咽痒、咳嗽等症，常与菊花相须为用，并配伍连翘、薄荷、桔梗等药，如桑菊饮。桑叶还有平抑肝阳的功效，可用于治疗肝阳上亢所导致的头痛眩晕，头重脚轻，烦躁易怒等。本品还可配伍菊花、蝉蜕、夏枯草等疏散风热、清肝明目之品治疗风热上攻、肝火上炎所致的目赤、涩痛、多泪。

此外，本品还能治疗汗证，《神农本草经》指出其能"除寒热，出汗"。不论自汗盗汗，寒热虚实均可使用，桑叶用于止汗时，用量宜大，每剂往往 30g 起用。

桑叶、桑枝、桑白皮均来自桑树，桑叶可散中焦及上焦郁火，桑白皮清肺胃之火，桑枝散四旁经络、皮膝之郁火。

桑叶的用量范围很大，常用剂量范围为 3～60g。小剂量（3～15g）多用于疏风散热以治疗发热、咳嗽、咽痛等肺系、官窍疾病（上焦）；大剂量（15～60g）多用于平肝、止汗、止崩、降血糖以治疗糖尿病、多汗症、崩漏等中下焦疾病。

蔓 荆 子

《神农本草经》

蔓荆子为马鞭草科植物单叶蔓荆或蔓荆的干燥成熟果实。主产于山东、广西、浙江、福建、江西及云南。本品辛、苦，微寒。归膀胱、肝、胃经。有疏散风热，清利头目的功效。《神农

本草经》记载蔓荆子"主筋骨间寒热，湿痹拘挛，明目，坚齿，利九窍，去白虫"。蔓荆子中

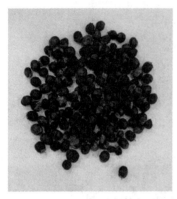

含有挥发油、黄酮类、环烯醚萜类、二萜类、生物碱、甾体等化学成分。现代药理研究表明蔓荆子具有抗肿瘤、解热、镇痛、抗菌、抗炎、降压、抗氧化等多种生理活性。

蔓荆子（图1-9）疏散风热的功效，主要偏于清利头目、疏散头面之邪。故风热感冒而头昏头痛者，较为多用，研究发现蔓荆子具有明显的解热、镇痛作用，其中紫花牡荆素、木犀草素等黄酮类化合物是蔓荆子镇痛的主要活性成分，还有人研究发现蔓荆子生品及炮制品均有明显的解热作用，但以微炒品的解热作用最强。

蔓荆子还能清利头目，治疗风热上攻所导致的头晕目眩、目赤肿痛、牙龈肿痛，常与菊花、蝉蜕、白蒺藜等药同用。

图1-9　蔓荆子

研究发现蔓荆子具有舒张血管和增进外周及内脏微循环作用，可以降压及改善微循环。

蔓荆子用量一般为5～10g，煎服。

蔓荆子气轻味辛，性升而浮，故血虚有火上逆所致的头痛目眩不宜使用。临床表现为头痛目眩，面色不华，唇色淡白，爪甲不荣，脉细弱无力等，属肝血不足者也不宜单用。

柴　胡

《神农本草经》

柴胡（图1-10）为伞形科植物柴胡或狭叶柴胡的干燥根。按性状不同，分别习称"北柴胡"和"南柴胡"。广泛分布于东北、华北、西北、华东等地，主产于辽宁、河北、山西、河南、陕西及甘肃等地。本品辛、苦，微寒。归肝、胆、肺经。有疏散退热，疏肝解郁，升举阳气的功效。《神农本草经》列柴胡为上品，记载其"主心腹肠胃结气，饮食积聚，寒热邪气，推陈致新"。柴胡中含有柴胡皂苷、挥发油（丁香酚等）、多糖、黄酮、甾醇等化学成分，还含多元醇、香豆素、木脂素、脂肪酸（油酸、亚麻酸、棕榈酸、硬脂酸等）、色氨酸、木糖醇、尿苷、腺苷和微量元素等成分。现代药理研究表

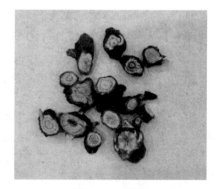

图1-10　柴胡

明柴胡具有免疫调节、抗抑郁、保肝、抗肿瘤、解热抗炎等多种生理活性。

柴胡辛、苦，微寒，入少阳经，为治少阳证之要药。善于祛邪解表退热和疏散少阳半表半里之邪，对于感冒发热、寒热往来、胸胁苦满、口苦咽干效果较好。药理学研究表明，柴胡中丁香酚、己酸、β-十一酸内酯以及对甲氧基苯乙酮等挥发油类成分和皂苷类成分具有解热作用。这些成分对大肠埃希菌、伤寒杆菌、副伤寒疫苗等所引起的发热有明显的解热作用。生柴胡的抗炎作用优于醋柴胡。常与黄芩同用，以清半表半里之热，共收和解少阳之功，如小柴胡汤。

柴胡还可条达肝气，疏肝解郁，擅长治疗肝失疏泄，气机郁阻所致的胸胁胀痛、月经不调、情志抑郁等症，如柴胡疏肝散、逍遥散等均以柴胡为主药。醋柴胡的疏肝解郁作用明显强于生柴胡，研究发现醋柴胡能显著降低小鼠全血胆碱酯酶活力，醋柴胡相较于生柴胡有更好的抗免疫损伤性肝纤维化作用。柴胡常与白芍配伍，其中柴胡疏肝解郁、调畅气机，使阳气升发；白芍酸收，敛肝和营，使阴血调和，二药合用，散收相使，气血同养，疏柔相济，柴胡-白芍配伍可治疗精神科、妇科、内科等临床常见疾病，并且实验研究表明，柴胡-白芍配伍具有抗惊厥、解毒抗炎、保肝等药理作用。

柴胡味薄气升为阳，能司清气上行。可用于治疗中气不足，气虚下陷所致的脘腹重坠作胀，食少倦怠，久泻脱肛，子宫脱垂等，常与升麻、独活、羌活、人参、黄芪等同用，以补气升阳。

柴胡用量范围很大，用于疏肝解郁时用量为 10～20g，用于解热时，宜大于 15g，用于升阳时宜小于 10g。醋柴胡在疏肝解郁、保肝方面优于生柴胡，在抗炎方面弱于生柴胡，故柴胡疏散退热时宜生用；疏肝解郁时宜醋炙，升举阳气时可生用或酒炙。

柴胡其性升散，所以肝阳上升、病人虚而气升、呕吐及阴虚火炽炎上的人群禁忌使用。

升　麻

《神农本草经》

升麻（图 1-11）为毛茛科植物大三叶升麻、兴安升麻或升麻的干燥根茎。其中大三叶升麻主要产于黑龙江、吉林、辽宁，兴安升麻主要产于河北、山西和内蒙古，升麻主要产于四川、甘肃、云南等地。本品辛、微甘，微寒。归肺、脾、胃、大肠经，有发表透疹、清热解毒、升举阳气的功效。《神农本草经》记载升麻"味甘，辛。主解百毒，杀百老物殃鬼，辟温疾、瘴邪、蛊毒。久服不夭。一名周升麻。生山谷"。升麻中含有酚酸类，包括咖啡酸、阿魏酸及异阿魏酸；色原酮类，包括升麻素、齿阿米素等；三萜及其苷类，包括 9,19-环羊毛脂烷型三萜及其苷类等化学成分。现代药理研究表明升麻具有抗炎、抗氧化、抗血小板聚集、抗肿瘤及降血糖等多种生理活性。

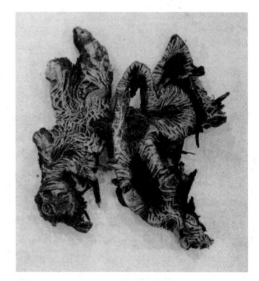

图 1-11　升麻

升麻有发表退热的功效，常用于治疗风热感冒，温病初起所致的发热、头痛等症。

升麻还能清热解毒，常用于治疗阳明热毒，如胃火炽盛成毒的牙龈肿痛、口舌生疮、咽肿喉痛等。如治疗牙龈肿痛、口舌生疮时，常与生石膏、黄连等同用，如清胃散；治疗风热疫毒上攻之大头瘟，头面红肿，咽喉肿痛，常与黄芩、玄参、板蓝根等药配伍，如普济消毒饮。

升麻还可升举阳气，张元素在《医学启源》中引《主治秘要》，谓升麻"性温味辛，气味俱薄，浮而升，阳也"。升麻善引脾胃清阳之气上升，常与柴胡合用，元代《丹溪心法》记载"气若陷下，加升麻、柴胡提之"，二者常常相须为用，还常配以黄芪、党参等补气药。

升麻用量一般为 3～10g，一般大剂量（15g）有清热解毒的功效，而小剂量（3～6g）有升阳举陷、发表透疹的功效。发表透疹、清热解毒宜生用，升阳举陷宜蜜炙用，蜜升麻在具有缓和散风作用的同时提中气作用增强，并能减小对胃的刺激。

阴虚阳浮，喘满气逆及麻疹已透之证忌服升麻。升麻有毒成分主要为升麻碱，过量可致中毒反应，服用过量可产生头晕、震颤、四肢拘挛等症。

葛　根

《神农本草经》

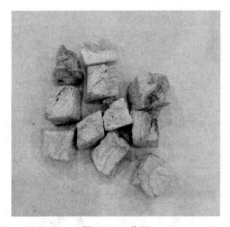

图 1-12　葛根

葛根（图 1-12）为豆科植物野葛或甘葛藤干燥根。前者习称"野葛"，后者习称"粉葛"。野葛主产于河南、湖南、浙江、四川；甘葛藤主产于广西、广东。本品甘、辛，凉。归脾、胃、肺经。有解肌退热，生津止渴，透疹，升阳止泻，通经活络，解酒毒的功效。《神农本草经》记载葛根"主消渴，身大热，呕吐，诸痹，起阴气，解诸毒"。葛根中含有异黄酮类、三萜类、皂苷类和多糖类等，其主要药理活性成分为葛根异黄酮类，包括葛根素、大豆素等，另外葛根中富含淀粉及多种功能性成分，如人体必需氨基酸、人体必需的矿物质和微量元素等保健类成分。现代药理研究表明葛根具有改善心脑血管循环、降糖、降脂、解痉等多种生理活性。

葛根具有解肌退热的功效，对于外感表证发热，项背强痛者，效果较好。

葛根还可生津止渴，在清热时，又能鼓舞脾胃清阳之气上升，而有生津止渴的功效，常用于治疗热病口渴、消渴。现代药理研究发现葛根可以通过改善胰岛素抵抗、保护胰岛 B 细胞、促进糖代谢、改善氧化应激等多途径发挥治疗糖尿病的作用。近年来研究发现葛根及其主要异黄酮类化合物葛根素对糖尿病及糖尿病肝病、肾病、视网膜病变、血管功能障碍、心脏病、糖尿病足、骨质疏松、神经病变、生殖系统功能障碍等多种并发症具有良好的治疗作用。

葛根还能升阳止泻，治疗热泻热痢和脾虚泄泻。治疗热泻热痢，常与黄芩、黄连、甘草同用，如葛根芩连汤；治疗脾虚泄泻，常与党参、白术、茯苓、山药、陈皮等配伍。

葛根通经活络的功效常用于治疗眩晕头痛、中风偏瘫。葛根能直接扩张血管，使外周阻力下降，而有明显降压作用，能较好缓解高血压病人的"项紧"症状。现代医学研究表明，葛根在改善心脑血管疾病方面具有良好的作用，如保护心肌、降血压和降血脂等。

　　葛根还能解酒毒，常与陈皮、白豆蔻、枳椇子等同用。葛根总异黄酮与葛根素均能显著延长小鼠的醉酒时间、缩短醒酒时间，加速酒精在肝脏中的代谢速度，减少毒害代谢中间产物的生成及发生酒精性肝损伤的风险。葛花，为野葛的未开放的干燥花蕾。味甘，性平。归脾、胃经。也具有解酒醒脾的功效。

　　葛根的用量一般为 10～15g。解肌退热、生津止渴、透疹、通经活络、解酒毒宜生用，升阳止泻宜煨用。

　　葛根性质偏凉，虚寒人群忌用葛根；胃寒呕吐人群慎用葛根。

本章彩色图片

第二章　清　热　药

石　膏

《神农本草经》

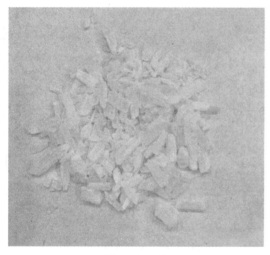

图 2-1　石膏

石膏（图 2-1）为硫酸盐类矿物硬石膏族石膏，主含含水硫酸钙，采挖后，除去杂石及泥沙，或者经高温煅制后使用。前者为生石膏，后者为煅石膏。石膏在我国多数地区均有分布，主产于湖北应城、河南新安、西藏昌都、安徽凤阳，四川、甘肃、新疆、贵州、云南亦产，其中湖北应城为石膏道地产区。本品甘、辛，大寒。归肺、胃经。生用有清热泻火，除烦止渴的功效；煅用有收湿，生肌，敛疮，止血的功效。《神农本草经》记载石膏"主中风寒热，心下逆气，惊喘，口干舌焦，不能息，……产乳，金疮"。其药理作用主要有解热、消炎敛疮、镇痛等。

石膏为清泻肺胃二经气分实热之要药，主治外感热病，高热烦渴，常与知母相须为用，古有"石膏无知母不寒"之说。现代药理研究表明，石膏配伍知母后退热功效加强，两药配伍后，其钙的溶解度显著增大，临床上若配伍诸如天花粉等，则不及配伍知母功效更强。

石膏还可治疗肺热喘咳，常与麻黄、苦杏仁、甘草等药同用，如麻杏石甘汤善于清泄肺经实热，治疗邪热壅肺，咳逆喘促。

石膏还常用于治疗胃火牙痛，常与黄连、升麻等同用，如清胃散治胃火上攻之牙龈肿痛。

石膏高温煅制后还有收湿，生肌，敛疮，止血的功效，常外用治疗溃疡不敛、湿疹瘙痒、水火烫伤、外伤出血等。

石膏临床用量的安全范围较广，正常剂量（15～60g）（《中国药典》2015 年版）未见毒副作用，一般生石膏内服，煅石膏外用。生石膏煎服，宜打碎先煎。煅石膏外用适量，研末撒敷患处。石膏的溶解度较低，有研究报道，汤剂中的粳米和山药能够促进石膏的溶解，其机制可能为其中的淀粉类物质促溶。

石膏大寒易伤阳气、寒胃，所以脾胃虚寒人群忌服石膏，阴虚发热人群忌服石膏。

知 母

《神农本草经》

知母（图 2-2）为百合科植物知母的干燥根茎，主产于河北、山西、陕西、内蒙古。本品味苦、甘，性寒。归肺、胃、肾经。有清热泻火，滋阴润燥的功效。《神农本草经》中记载知母"主消渴热中，除邪气，肢体浮肿，下水，补不足，益气"。知母中含有甾体皂苷、双苯吡酮类、木质素类和多糖类成分，其主要药理活性成分是甾体皂苷及皂苷元。现代药理研究表明知母具有抗肿瘤、改善记忆力、抑制血小板聚集、抗氧化和降血糖等多种生理活性。

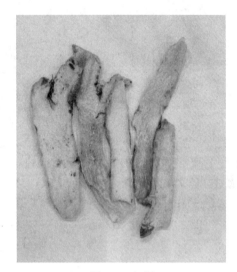

图 2-2 知母

知母清热泻火的功效常用于治疗外感热病，高热烦渴或肺热咳嗽。本品既能清热泻火除烦，又能生津润燥止渴，所以对于邪在气分之壮热、烦渴、汗出、脉洪大者或阴虚燥咳，干咳少痰者，均可使用。

知母盐水炙用后，还能滋肾阴、泻肾火、退骨蒸，治疗骨蒸潮热。本品入肾经，能用治肾阴亏虚，阴虚火旺之骨蒸潮热、遗精、盗汗，常与黄柏、地黄等泻火滋阴药同用。

知母滋阴润燥的功效还常用来治疗内热消渴和阴虚肠燥便秘。其中治疗内热消渴，可与天花粉、葛根、石膏等同用；治疗阴虚肠燥便秘，常与生地黄、玄参、麦冬等配伍。

知母的常用剂量范围为 6～12g，但用于治疗消渴时，用量较大，往往在 30g 以上。

本品性寒质润，能润燥滑肠，故脾胃虚寒、大便溏泄者不宜服用。

天 花 粉

《神农本草经》

天花粉（图 2-3）为葫芦科植物栝楼或双边栝楼的干燥根。全国南北各地均产，以河南安阳一带产者质量较好。本品甘、微苦，微寒。归肺、胃经。有清热泻火，生津止渴，消肿排脓的功效。《神农本草经》中记载天花粉"主消渴，身热，烦满大热，补虚，安中，续绝伤"。天花粉中含有蛋白质类、多糖类、皂苷类、黄酮类、氨基酸等化学成分。现代药理研究表明天花粉具有抗肿瘤、引产抗孕、调节免疫、抗氧化、治疗缺血性脑损伤、降血糖等多种生理活性，在治疗糖尿病及终止妊娠方面研究较多。

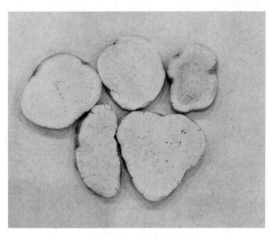

图2-3 天花粉

天花粉既能清肺胃二经实热，又能生津止渴，故常用来治疗热病烦渴，《本草汇言》载："天花粉性甘寒，善能治渴，从补药而治虚渴，从凉药而治火渴，从气药而治郁渴，从血药而治烦渴，乃治渴之要药也。"临床常与芦根、竹叶、沙参、麦门冬、玉竹等药同用。

天花粉既能清热泻火解毒，又能消肿排脓，还可用于治疗疮疡初起之红肿热痛，未成脓者可使之消散，脓已成者可溃疮排脓，常与金银花、白芷、穿山甲等同用。

天花粉用量一般为10～15g，煎服。

天花粉苦寒清热，质润，脾胃虚寒，消化不良，大便稀溏或腹泻者忌服。

药理研究发现，天花粉有致流产和抗早孕作用，因此，本品对于妊娠期妇女当忌用；在中药配伍禁忌的"十八反"中，有瓜蒌与乌头相反之说，天花粉是瓜蒌的根部，故不宜配伍使用。

栀　子

《神农本草经》

栀子（图2-4）为茜草科植物栀子的干燥成熟果实。我国栀子主产于浙江平阳、温岭，湖南湘潭、浏阳，江西永丰、萍乡等地，山东、河南、江苏和安徽等地也有生产。本品苦、寒。归心、肺、三焦经。有泻火除烦，清热利湿，凉血解毒的功效。《神农本草经》中记载栀子"主五内邪气，胃中热气，面赤，酒疱皶鼻，白癞，赤癞，疮疡"。栀子中含有环烯醚萜类、单萜苷类、二萜类、三萜类、有机酸酯类、黄酮类、挥发油、多糖及各种微量元素等化学成分。现代药理研究表明栀子具有保肝利胆、降血糖、促进胰腺分泌、保护胃功能、降压、调脂、保护神经、抗炎、抗氧化、抗疲劳、抗血栓等多种生理活性。

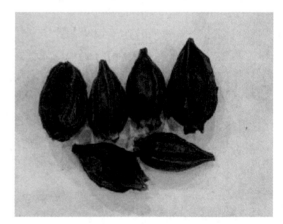

图2-4 栀子

栀子泻火除烦的功效，常用来治疗热病烦闷，它清泻三焦火邪，泻心火而除烦，是治热病心烦、躁扰不宁的要药，临床上常与淡豆豉1∶1配伍同用，如《伤寒论》中的栀子豉汤，淡豆豉是一味"透邪转气"之佳良妙药，其苦而不燥，寒而不凝，发汗不伤阳，透达不损阴，与栀子配伍，一辛一苦，一开一降，共成辛开苦降之方。叶天士谓栀子豉汤能"解其陈腐之郁热，宣其陈腐之郁结"，为清宣胸中郁热之良方。

栀子还具有清热利湿的功效，尤其善于清利下焦湿热，如清利下焦肝胆湿热时，常与茵陈、大黄等同用，组成茵陈蒿汤，治肝胆湿热之黄疸，为临床常用治疗阳黄的经典方剂。还可与黄柏、甘草三味药组成栀子柏皮汤，《伤寒论》云："伤寒，身黄发热者，栀子柏皮汤主之。"该方在治疗免疫性肝损伤、肝内胆汁淤积、肝脏纤维化以及痤疮和皮炎等疾病时也有很好的疗效。

焦栀子及栀子炭常用于治疗血热引起的吐血、衄血等证，常配伍白茅根、大黄、侧柏叶、茜草、牡丹皮等药。

另外栀子清肝胆火以明目，治肝胆火热上攻之目赤肿痛，常与谷精草、青葙子、密蒙花、龙胆草、夏枯草等药同用。

栀子用量一般为 6～10g，煎服。生栀子走气分而清热泻火，焦栀子及栀子炭入血分而凉血止血。现代研究发现不同炮制品栀子水提物都具有抗抑郁作用，且炒栀子和焦栀子的药效优于生栀子，其中以炒栀子最强。

本品苦寒，《本草汇言》言："吐血衄血，非阳火暴发者忌之。"脾虚便溏者慎用。

决 明 子

《神农本草经》

决明子（图 2-5）为豆科植物决明或小决明的干燥成熟种子。全国南北各省均有栽培或野生，主产于安徽、广西、四川、浙江、广东等地。本品甘、苦、咸，微寒。归肝、大肠经。具有清肝明目，润肠通便的功效。《神农本草经》中记载决明子"治青盲，目淫肤赤白膜，眼赤痛泪出，久服益精光"。决明子中含有蒽醌、萘并吡喃酮、脂肪酸、氨基酸、无机元素等成分。现代药理研究表明决明子具有降血压、降血脂、保肝、明目、抗氧化、抑菌等多种生理活性。

决明子因其明目作用而被命名，《本草求真》中记载决明子"为治目收泪止痛要药"，善于治疗肝火上炎之目赤肿痛，羞明多泪。临床常与蒺藜、黄芩、木贼等同用；如治风热上攻之头痛目赤，

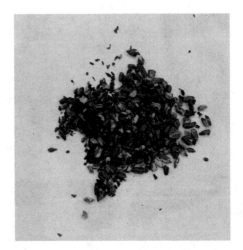

图 2-5 决明子

常与夏枯草、桑叶、菊花等同用，若肝肾阴亏，视物昏花、目暗不明者，可与山茱萸、熟地黄、枸杞子等同用。现代研究发现决明子正己烷部位具有显著的抗光氧化作用，明目作用机制可能是通过增加眼组织抗氧化物，降低组织内的脂质过氧化物水平，改善眼球组织的氧化应激状态，调节舒张血管因素，间接改善视网膜和眼底微循环。

《本草求真》中还记载决明子"可作枕以治头风"。决明子既能清泻肝火，又兼能平抑肝阳，可用于治疗肝火上攻或肝阳上亢引起的头痛眩晕。

决明子还可润肠通便，治疗肠燥便秘，常与瓜蒌仁、火麻仁、郁李仁等润肠通便药同用。决明子的通便功效可能与其含有的蒽醌类物质有关。蒽醌类物质具有促进肠壁蠕动，减少对固醇类物质吸收从而增强肠道排泄的作用，并且决明子中丰富的多糖类和纤维素与蒽醌类物质有明显的协同作用。

另外，决明子还具有保肝降脂的功效，作用机制主要为调节脂肪代谢、改善肝脏功能；增强抗脂质氧化，决明子提取物能显著降低高血脂动物血清低密度脂蛋白胆固醇和三酰甘油的含量，增加血清高密度脂蛋白胆固醇水平。

决明子用量一般为 9～15g，煎服。用于润肠通便时，不宜久煎，宜用生品，因为决明子经炒制后泻下通便作用比生品弱，推测可能是决明子加热炮制后，其苷类物质受热分解，油脂类成分减少的缘故。

决明子不适合脾胃虚寒、脾虚泄泻的人，气虚便溏者不宜用，同时决明子具有降血压作用，对于低血压的人也要慎用。

龙　胆

《神农本草经》

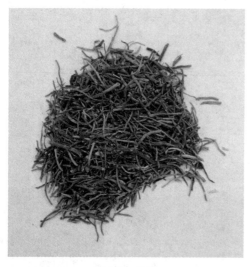

图 2-6　龙胆

龙胆（图 2-6）为龙胆科植物条叶龙胆、龙胆、三花龙胆或滇龙胆的干燥根及根茎。前 3 种主要生长在中国东北地区，后一种主要生长在云南。本品苦，寒。归肝、胆经。具有清热燥湿，泻肝胆火的功效。《神农本草经》中记载龙胆"主骨间寒热，惊痫邪气，续绝伤，定五脏，杀蛊毒"。龙胆中含有龙胆苦苷、獐牙菜苦苷、三叶苷、苦龙苷、苦樟苷、龙胆黄碱、龙胆碱、秦艽乙素、秦艽丙素、龙胆三糖等化学成分，现代药理研究表明龙胆具有保肝利胆、健胃、利尿、抗炎、抗过敏、抗菌、抗病原体等多种生理活性。

龙胆清热燥湿的功效常用于治疗下焦湿热，比如湿热黄疸、阴肿阴痒、带下、湿疹瘙痒等，临床常与黄芩、栀子、泽泻、木通等配伍，具有清肝胆实火、泻下焦湿热之功，主治肝胆实火上炎、湿热下注证，对于湿热下注，带下黄臭、阴肿阴痒、湿疹瘙痒等，均具有较好疗效。

龙胆还可泻肝胆实火，治疗肝火头痛、目赤肿痛、耳鸣耳聋、胁痛口苦等。现代研究也发现龙胆提取物能够保护损伤的肝细胞，发挥保肝利胆功效的有效成分主要有龙胆苦苷、龙胆碱、獐牙菜苷、獐牙菜苦苷等化学成分。

龙胆用量一般为 3～6g，煎服。

龙胆大苦大寒,临床使用时应注意用量,脾胃虚寒及无湿热实火者忌服,阴虚津伤者慎用。

秦 皮

《神农本草经》

秦皮(图2-7)为木犀科植物苦枥白蜡树、白蜡树、尖叶白蜡树或宿柱白蜡树的干燥枝皮或干皮。主产于陕西、河北、河南、山西、辽宁、吉林等地。本品苦、涩,寒。归肝、胆、大肠经。具有清热燥湿,收涩止痢,止带,明目的功效。《神农本草经》记载秦皮"除热,目中青翳白膜"。秦皮中含有香豆素类、木脂素类、裂环烯醚萜类、苯乙醇苷类、黄酮类、酚酸类及三萜类等化学成分。现代药理研究表明秦皮具有抗菌、抗炎镇痛、抗肿瘤、止咳祛痰及降低血尿酸等多种生理活性。

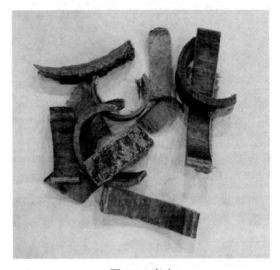

图 2-7 秦皮

秦皮清热燥湿、收涩止痢、止带的功效临床常用于治疗湿热泻痢和赤白带下。其中,治疗湿热泻痢,里急后重,常与白头翁、黄连、黄柏等药同用,如白头翁汤。治湿热下注之带下,常与败酱草、黄柏、泽泻等药同用。

秦皮还可清泻肝火、明目退翳,《淮南子》中记载"秦皮色青,治目之要药也"。常用于治肝经郁火所致的目赤肿痛、目生翳膜,常配伍木贼、谷精草、栀子、夏枯草等药。也可外用煎水洗眼。

现代研究还发现秦皮总香豆素具有利尿和促尿酸排泄作用,其可能是通过抑制肝脏黄嘌呤氧化酶活性而降低血清尿酸水平。另外秦皮甲素、秦皮乙素、秦皮素及秦皮苷也能显著降低血清尿酸水平。

秦皮用量一般为6~12g,煎服。外用适量,煎洗患处。

脾胃虚寒、食少便溏者忌用。

金 银 花

《新修本草》

金银花为忍冬科植物忍冬的干燥花蕾或带初开的花。主产于河南、山东等地。本品甘,寒。归肺、心、胃经。具有清热解毒,疏散风热的功效。《本草纲目》记载金银花主治"一切风湿

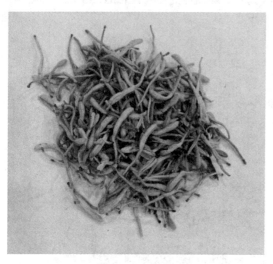

图 2-8　金银花

气，及诸肿毒、痈疽疥癣、杨梅诸恶疮。散热解毒"。金银花中含有有机酸类、黄酮类、环烯醚萜苷类、三萜皂苷类、挥发油类等化学成分。现代药理研究表明金银花具有抗菌抗病毒、抗氧化、抗肿瘤、保肝、调节免疫等多种生理活性。

金银花（图 2-8）清热解毒的功效常用于治疗痈肿疔疮、喉痹、丹毒等，为治热毒疮痈之要药。常与菊花、蒲公英、紫花地丁、天葵子等配伍组成五味消毒饮治疗疔疮肿毒，坚硬根深者；也可与板蓝根、山豆根、马勃等药同用，治疗咽喉肿痛；还可与赤芍、大青叶、板蓝根等配伍，治疗血热毒盛，丹毒红肿。本品亦可单用煎服，并用药渣外敷患处。

金银花还具有疏散风热的功效，常用于治疗风热感冒、温病发热，临床常与连翘配伍。金银花、连翘为临床常用药对，二药均味辛凉、质轻清，属上焦要药，可并用疏解上焦之邪，凡有邪热在上焦，有疏透外解之机者，皆可用之就近以引导；另外二者还均有清解邪热之效，对于上焦有热者亦可选用，代表方剂有银翘散及其加减方、新加香薷饮、银翘马勃散等。

忍冬藤就是金银花的藤茎，又名金银花藤。与金银花一样有清热解毒的功效，但不及金银花效强，而长于疏风通络止痛，常用于温病发热、风湿热痹等证。

金银花用量一般为 6～15g，煎服。

脾胃虚寒及气虚疮疡脓清者忌用。

穿 心 莲

《岭南采药录》

穿心莲为爵床科植物穿心莲的全草或叶。广泛分布于热带、亚热带区域，是最具代表性的"大南药"药材之一，主产于广西、广东、福建、江苏等地。本品苦，寒。归心、肺、大肠、膀胱经。具有清热解毒，凉血，消肿，燥湿的功效。《岭南采药录》记载穿心莲"能解蛇毒，又能理内伤咳嗽"。穿心莲中含有二萜内酯类、黄酮类、苯丙素类、环烯醚萜类、生物碱、甾醇类、酚苷类、四甲基环己烯类、有机酸、三萜类和蛋白质等。化合物数量最多的为二萜内酯类和黄酮类，其次为苯丙素类和环烯醚萜类等化学成分。现代药理研究表明穿心莲具有抗炎、抗菌、抗肿瘤、抗病毒、保护心血管、降糖、抑制血小板聚集、保肝等多种生理活性。

穿心莲（图 2-9）清热解毒的功效，可用于治疗热毒上攻引起的咽喉肿痛、口舌生疮，常与玄参、牛蒡子、板蓝根等同用。现代研究发现穿心莲中的穿心莲内酯、异穿心莲内酯、去氧穿心莲内酯、穿心莲酸等都有抗炎活性，其中异穿心莲内酯活性最强。

穿心莲还可以清热燥湿，治疗湿热泻痢、热淋涩痛、湿疹瘙痒等，常与苦参、车前子、白茅根、黄柏等药配伍。

穿心莲用量一般为 6～15g，煎服。

因其苦寒，不宜久服多服，阳虚证及脾胃弱者不宜用。

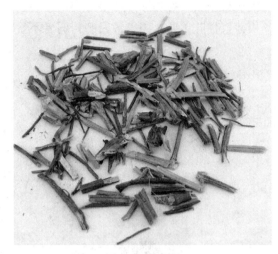

图 2-9 穿心莲

板 蓝 根

《新修本草》

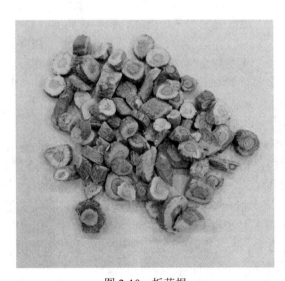

图 2-10 板蓝根

板蓝根（图 2-10）为十字花科植物菘蓝的干燥根。主产于河北、江苏、安徽、河南等地。本品苦，寒。归心、胃经。具有清热解毒，凉血，利咽的功效。《本草便读》记载"板蓝根即靛青根，其功用性味与靛青叶同，能入肝胃血分，不过清热、解毒、辟疫、杀虫四者而已。但叶主散，根主降，此又同中之异耳"。板蓝根中含有生物碱、有机酸、蒽醌、黄酮、苯丙素、甾醇、芥子油苷、核苷及其代谢产物等化学成分。现代药理研究表明板蓝根具有抗炎、抗病毒、解热和提高免疫力等多种生理活性。

板蓝根以解毒利咽散结见长。常用于治疗外感风热或温病初起，发热头痛、咽喉肿痛，常与金银花、连翘、玄参、马勃等配伍。板蓝根对肝炎病毒、单纯疱疹病毒、甲型流感病毒、乙型脑炎病毒、腮腺炎病毒等普通病毒均有不同的抑制作用，板蓝根提取物对大肠埃希菌、金黄色葡萄球菌、溶血性链球菌和肺炎球菌等多种病原菌有抗菌活性。

板蓝根还可以凉血消肿，治疗温毒发斑、丹毒、痈肿等，常与生地黄、玄参、赤芍、紫草等同用。

板蓝根用量一般为 9～15g，煎服。

板蓝根性味苦寒，阳虚证及脾胃弱者不宜用。

蒲 公 英

《新修本草》

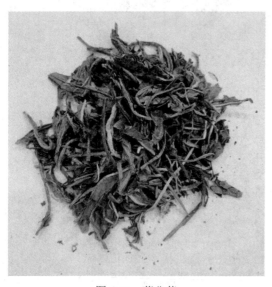

图 2-11　蒲公英

蒲公英（图 2-11）为菊科植物蒲公英、碱地蒲公英的干燥全草。本品苦、甘，寒。归肝、胃经。具有清热解毒，消肿散结，利湿通淋的功效。《新修本草》记载蒲公英"主妇人乳痈肿"。《本草备要》中记载其"专治痈肿、疔毒，亦为通淋妙品"。蒲公英中含有黄酮类、植物甾醇类、香豆素类、倍半萜类、挥发油类等化学成分。现代药理研究表明蒲公英具有保肝利胆、抗炎、抑菌、抗疲劳、抗肿瘤、抗癌、抗突变、抗辐射、降血糖、增强胃肠道功能、增强免疫力等多种生理活性。

蒲公英清热解毒，消肿散结，常用于治疗痈肿疔疮、乳痈、肺痈、肠痈。其中，治疗乳痈肿痛，还能通乳，单用浓煎服，或以鲜品捣汁内服、药渣外敷；治痈肿疔疮，常与金银花、紫花地丁、野菊花等药配伍；治肠痈腹痛，常与大黄、牡丹皮、桃仁等同用；治肺痈吐脓，常与鱼腥草、冬瓜仁、芦根等同用。本品还常与夏枯草配伍治疗甲亢之火热证，清热解毒，散结消肿。

蒲公英还常用来治疗胃中火盛引起的胃肠疾病，《本草新编》记载："蒲公英，至贱而有大功，惜世人不知用之。阳明之火，每至燎原，用白虎汤以泻之，未免太伤胃气。盖胃中之火盛，由于胃中土衰也，泻火而土愈衰矣，故用白虎汤以泻胃火，乃一时之权宜。蒲公英亦泻胃火之药，但其气甚平，既能泻火，又不损土，可以长服久服而无碍。但其泻火之力甚微，必须多用至一两，少亦五六钱，始可散邪辅正耳。"蒲公英味甘苦性寒，甘寒养阴，苦寒泄热，用之苦泄而不伤正，清胃热而不伤胃阴。现代药理研究表明，蒲公英提取物对胃肠道有一定保护作用，主要作用于胃和十二指肠之间，其可抑制与胃炎有密切关系的幽门螺杆菌。蒲公英水煎醇沉液明显抑制组胺、五肽胃泌素及氨甲酰胆碱诱导的胃酸分泌，蒲公英乙酸乙酯和正丁醇部分具有显著的促胃肠动力药理活性，具有广谱抗菌作用。

蒲公英用量一般为 10～30g，煎服。外用鲜品适量，捣敷；或煎汤熏洗患处。

阳虚外寒和脾胃虚弱人群慎用蒲公英。

紫 花 地 丁

《本草纲目》

紫花地丁（图 2-12）为堇菜科植物紫花
地丁的干燥全草。主产于江苏、浙江、安徽、
福建、河南等地。本品苦、辛，寒。归心、肝
经。具有清热解毒，凉血消肿的功效。《本草
纲目》记载紫花地丁"治一切痈疽发背，疔疮
瘰疬，无名肿毒，恶疮"。紫花地丁中含有多
糖、酚类和鞣质、黄酮类、生物碱、有机酸、
油脂类、香豆素和内酯类、皂苷类等化学成分。
现代药理研究表明紫花地丁具有抗病毒、抗
炎、抑菌及抗肿瘤等多种生理活性。

紫花地丁常用于治疗血热壅滞所导致的
疔疮肿毒、痈疽发背、丹毒、乳痈、肠痈等，
尤其善于治疗疔疮肿毒、痈疽发背，可单用
鲜品捣汁内服，以渣外敷；或配蒲公英、野
菊花、金银花、柴胡、大黄、黄芩等，常用
方剂是记载于《医宗金鉴·外科心法要诀》

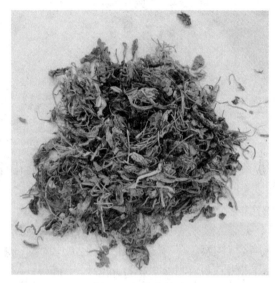

图 2-12 紫花地丁

中的五味消毒饮，可以治疗各类疔毒、红肿热痛、痈疮疔肿发热且舌红脉数者。

此外，本品还可以治疗肝热目赤肿痛以及外感热病等。

紫花地丁用量一般为 15～30g，煎服。

本品性寒，阴疽漫肿无头及脾胃虚寒者慎服，体质虚寒者慎用。

菊 花

《神农本草经》

菊花为菊科植物菊的干燥头状花序。品种多样，其用途各异，有观赏菊、茶用菊、药用菊
和食用菊。药用菊花主要分布于我国的安徽、浙江、江苏、河南、河北及四川等地。本品辛、
甘、苦，微寒。归肺、肝经。具有疏散风热，平抑肝阳，清肝明目，清热解毒的功效。菊花民
间称为"药中圣贤"，《神农本草经》中记载菊花"主诸风头眩、肿痛，目欲脱，泪出，皮肤死
肌，恶风湿痹，利血气"。菊花中含有黄酮类、挥发油、苯丙素类、萜类、氨基酸等，其中黄
酮和苯丙素类化合物为菊花的主要药效成分。现代药理研究表明菊花具有改善心肌营养、去除
活性氧自由基、加强毛细血管的抵抗力、降低血液中脂肪和胆固醇的含量、抑制肿瘤、延缓衰
老及增强人体免疫力等多种生理活性。

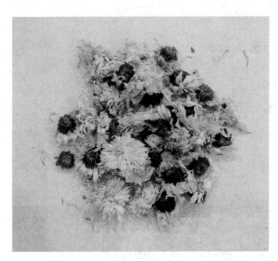

图 2-13　菊花

菊花（图 2-13）清热解毒的功效，常用于治疗热毒蕴结，疔疥丹毒，痈疽疮疡，咽喉肿痛等，如五味消毒饮中，与金银花、蒲公英、紫花地丁配伍，清热泻火，解毒利咽，消肿止痛。现代研究表明菊花的挥发油对白色葡萄球菌、金黄色葡萄球菌有一定的抑制作用，同时它的挥发油对动物体温和血压有明显降低作用。

菊花还常用来清肝平肝，研究发现，菊花起明目作用的主要化学成分是黄酮类单体，比如槲皮素、芹菜素、木犀草素、黄芩素、香叶木素等，它们作用的部位主要在晶状体和视网膜，尤其是视网膜色素上皮细胞，常与谷精草、密蒙花、夏枯草等药同用治风热上攻所导致的目赤肿痛。

菊花有黄菊花和白菊花之分，其中黄菊花有疏散风热的功效，提取物中的绿原酸类物质具有显著的抗菌、抗病毒能力，其对金黄色葡萄球菌和大肠埃希菌的抑制作用尤为显著，可用于治疗风热感冒，温病初起。如桑菊饮中与桑叶、桔梗、连翘、芦根等配伍，治疗温邪犯肺，发热、头痛、咳嗽等症；白菊花可平抑肝阳，治疗肝阳上亢，常用于治疗肝阳上亢引起的头痛眩晕，常与钩藤、草决明、桑叶等配伍使用，白菊花还可清肝明目，可用于治疗肝经风热，或肝火上攻所致目赤肿痛，治疗肝经风热常与蝉蜕、木贼、白僵蚕等药配伍，治疗肝火上攻常与石决明、决明子、夏枯草等药配伍。现代研究发现杭白菊中黄酮类化合物不仅具有良好的抗氧化能力，而且具有明显的舒张血管和降血脂的作用。

菊花用量一般为 5～10g，煎服。菊花还是卫生部首批批准的药食同源的药材之一，可以泡茶，浸酒。

脾胃虚寒者、孕妇不宜用。

土 茯 苓

《本草纲目》

土茯苓为百合科植物光叶菝葜的干燥根茎，主产于广东、湖南、湖北、浙江、安徽等地。本品甘、淡，平。归肝、胃经。具有解毒，除湿，通利关节的功效。《本草纲目》中记载土茯苓"健脾胃，强筋骨，去风湿，利关节，止泄泻。治拘挛骨痛，恶疮痈肿。解汞粉、银朱毒"。土茯苓中含有黄酮类、苯丙素类、皂苷类、甾醇类、有机酸类、多糖、挥发性成分以及蛋白质等，其中黄酮类化合物含量最高。现代药理研究表明土茯苓具有改善心肌营养、去除活性氧自由基、加强毛细血管的抵抗力、降低血液中脂肪和胆固醇的含量、抑制肿瘤、延缓衰老及增强人体免疫力等多种生理活性。

土茯苓（图 2-14）解毒，除湿，通利关节的功效常用于治疗杨梅毒疮，肢体拘挛，是治疗梅毒或因患梅毒服汞剂而致肢体拘挛的要药。《本草备要》中记载土茯苓"治杨梅疮毒，瘰疬疮肿"。可单用本品水煎服，也可与金银花、白鲜皮、威灵仙、甘草同用；如治疗因服汞剂中毒而致肢体拘挛的患者，常与薏苡仁、防风、木瓜、伸筋草以及鸡血藤等藤类药配伍。

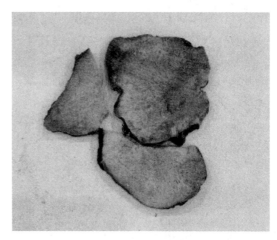

图 2-14 土茯苓

土茯苓还可治疗湿热引起的热淋、带下、湿疹、湿疮等证，是治湿浊下注及湿疮湿疹之佳品，常与木通、滑石、车前子同用，治疗热淋；或单用本品水煎服，治疗阴痒带下；若与生地、赤芍、地肤子、白鲜皮、茵陈等配伍，又可用于治疗湿热皮肤瘙痒。

临床上还常用土茯苓配伍萆薢治疗痛风性关节炎，萆薢具有利湿祛浊，祛风除痹等功效。现代药理学认为萆薢、土茯苓合用具有抗炎与调节免疫的功效，能增加尿酸排泄，降低血尿酸水平，可用于痛风性关节炎的治疗。

土茯苓用量一般为 15～60g，煎服，外用适量。

《本草纲目》中记载土茯苓"服时忌茶"。《本草从新》："肝肾阴亏者勿服。"

鱼 腥 草

《名医别录》

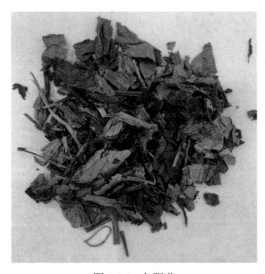

图 2-15 鱼腥草

鱼腥草（图 2-15）为三白草科植物蕺菜的新鲜全草或干燥地上部分，主产于浙江、江苏、四川、云南、贵州以及广东、广西等地。本品辛，微寒。归肺经。具有清热解毒，消痈排脓，利尿通淋的功效。《滇南本草》记载鱼腥草"治肺痈、咳嗽、带脓血，痰有腥臭，大肠热毒，疗痔疮"。鱼腥草中含有黄酮类、酚酸类、生物碱类、萜类、苯乙醇苷类、苯丙素类和挥发油等多种成分，其中主要的活性成分为黄酮类和挥发油。现代药理研究表明鱼腥草具有抗病毒、抗炎、抗肿瘤、保肝、增强机体免疫、抗氧化、抗过敏、平喘等多种生理活性。

鱼腥草清热解毒，消痈排脓，归肺经，常用于治疗肺痈吐脓，痰热喘咳，《本草经疏》记载本品为"治痰热壅肺，发为肺痈吐脓血之要药"。常与桔梗、鲜芦根、瓜蒌皮、冬瓜子、生苡仁、桃仁等药同用。治疗痰热壅肺所致的胸痛、咳吐脓血腥臭、疮痈肿毒等。本品也可外用鲜品捣敷，或与野菊花、蒲公英、金银花等同用，治疗热毒疮疡等。

鱼腥草还可清热除湿、清热止痢、利水通淋，本品被誉为中药中的广谱抗生素，鱼腥草所含成分具有抗炎抗菌及免疫调节等药理活性，对金黄色葡萄球菌、大肠埃希菌、白念珠菌、结核分枝杆菌等病原体均有一定抑制作用，常用来治疗热淋、热痢，如治热淋时，常与川木通、车前草、栀子等药同用；治湿热泻痢，常与黄连、黄芩、苦参等药同用。

鱼腥草用量一般为 15～25g，煎服，普遍认为挥发油是鱼腥草的主要药效成分，因此鱼腥草不宜久煎。

脾胃虚寒及阴性疮疡人群忌食鱼腥草。

射　干

《神农本草经》

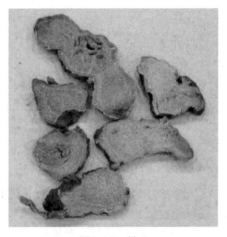

图 2-16　射干

射干（图 2-16）为鸢尾科植物射干的干燥根茎。主产于湖北、江苏、河南、安徽等地。本品苦，寒。归肺经。具有清热解毒，消痰，利咽的功效。《神农本草经》记载射干"主咳逆上气，喉痹咽痛，不得消息，散结气，腹中邪逆，食饮大热"。射干中含有异黄酮类化合物及其糖苷、酮类化合物及其糖苷、苯醌类化合物、三萜类化合物及其皂苷等多种成分。现代药理研究表明射干总黄酮是射干的有效成分，具有镇咳祛痰、解热止痛、抗炎、抗菌、抗病毒等多种生理活性。

射干清热解毒，消痰利咽的功效常用于治疗热毒痰火郁结，咽喉肿痛，《本草纲目》称"射干，能降火，故古方治喉痹咽痛为要药"。临床可单用本品捣汁含咽，也可研末吹喉外用。常与连翘、牛蒡子、桑叶等药同用。

射干还能降气祛痰，可以治疗痰涎壅盛，咳嗽气喘，治疗热痰时，常与桑白皮、苏子、桔梗等同用；治疗寒痰时，常与麻黄、细辛、半夏等同用，如射干麻黄汤，射干麻黄汤源自《金匮要略》，方中射干性寒、善降，与麻黄配伍，一降一宣，更能加强肺金的降泄作用，平复上逆的肺气。本方宣肺祛痰，下气止咳，主要用于痰饮郁结，气逆喘咳之证，常用于治疗寒饮郁肺的哮证，即寒哮证。

射干用量一般为 3～10g，煎服。外用适量，研末吹喉；或捣烂敷。

无实火、脏寒，气血虚者不宜。孕妇忌服。

木 蝴 蝶

《本草拾遗》

木蝴蝶（图2-17）为紫葳科植物木蝴
蝶的干燥成熟种子。又名为千张纸、玉
蝴蝶、云故纸。主产于四川、贵州、云
南、广西、海南、广东、福建等地。本
品苦、甘，凉。归肺、肝、胃经。具有
清肺利咽，疏肝和胃的功效。《本草纲目
拾遗》记载木蝴蝶"治心气痛，肝气痛，
下部湿热。又项秋子云，凡痈毒不收口，
以此贴之"。木蝴蝶中含有黄酮及其苷、
对羟基苯乙醇和环己醇、紫檀碱、挥发
油及脂肪酸等物质，其中以黄酮及其苷
类化合物为主。现代药理研究表明木蝴
蝶具有镇咳祛痰、解热止痛、抗炎、抗
菌、抗病毒等作用。

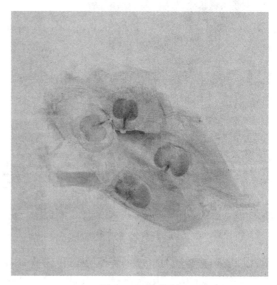

图 2-17 木蝴蝶

木蝴蝶清肺利咽的功效常用于治疗肺
热咳嗽，喉痹音哑，尤多用治音哑。常与
生地、石斛、枇杷叶、麦冬等同用。现代研究发现木蝴蝶对枯草杆菌、金黄色葡萄球菌、铜绿
假单胞菌、大肠埃希菌、黄曲霉、烟曲霉等多种细菌和真菌均有良好的抑制作用。

木蝴蝶还有疏肝和胃的功效，常用于治疗肝郁气滞，肝胃气痛，脘腹、胁肋胀痛等。另外
木蝴蝶理气而不伤阴、疏肝而不刚燥，临床还常用于治疗肝胃郁热型的反流性食管炎，常与麦
冬配伍，养阴清热，抑酸和胃。

木蝴蝶质地较轻，量大则不易煎煮，一般剂量为2～5g。

千 里 光

《本草图经》

千里光为菊科植物千里光的干燥地上部分。主产于浙江、江苏、江西、四川、湖南、广东、
广西等地。本品苦，寒。归肺、肝经。具有清热解毒，清肝明目，利湿的功效。《本草纲目拾
遗》记载千里光"明目去星障，煎汤浴疮疡，狗咬以千里膏掺粉霜贴之，治蛇伤"。千里光中
主要含有黄酮、酚酸、生物碱、倍半萜类等化学成分。现代药理研究表明千里光具有抗菌、抗
病毒、抗氧化等作用。

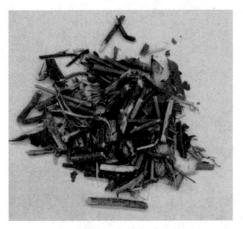

图 2-18　千里光

千里光（图 2-18）临床常用于清肝明目，《本草图经》记载千里光"与甘草煮作饮服，退热明目"。临床常与菊花、夏枯草、桑叶等药配伍，治疗风热或肝火上炎所致的目赤肿痛，本品还可单用煎汤熏洗眼部。

千里光还可清热解毒，治疗热毒壅盛所导致的痈肿疮毒，常与金银花、野菊花、紫花地丁、蒲公英等配伍，也可用鲜品，水煎内服并外洗，再将其捣烂外敷患处。

千里光用量一般为 15～30g，煎服，外用适量，煎水熏洗或捣烂外敷。

脾胃虚寒、泄泻者慎服。

牡 丹 皮

《神农本草经》

牡丹皮（图 2-19）为毛茛科植物牡丹的干燥根皮。主产于安徽、四川、湖南、湖北、陕西。本品苦、辛，微寒。归心、肝、肾经。具有清热凉血，活血化瘀的功效。《神农本草经》记载牡丹皮"主寒热，中风瘛疭、痉、惊痫邪气，除坚癥瘀血留舍肠间，安五脏，疗痈疮"。牡丹皮中主要含有酚及苷类成分、单萜及其苷类成分、三萜类成分、甾醇类成分、有机酸、黄酮类成分、香豆素类成分等，此外还含有大量的多糖及挥发油。以丹皮酚、芍药苷、没食子酸、氧化芍药苷、儿茶素、牡丹皮苷 C、苯甲酰基氧化芍药苷等成分含量较高，为其主要活性成分。现代药理研究表明牡丹皮具有抑菌抗炎、抗肿瘤、抗心律失常、降糖、激活机体免疫系统及保护心血管等作用。

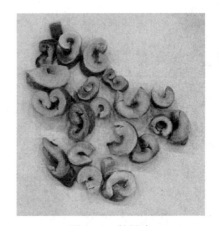

图 2-19　牡丹皮

牡丹皮清热凉血的功效主要用于治疗热入营血，迫血妄行所致发斑、吐血、衄血，临床常与赤芍、水牛角、生地黄等药配伍，如犀角地黄汤；若用治血热吐衄时，常与白茅根、大蓟、小蓟、茜草根等药同用，如十灰散。

牡丹皮还可活血化瘀，治疗血瘀所导致的经闭痛经和跌扑伤痛。治经闭、痛经时，可与桃仁、白芍、桂枝等药配伍，如桂枝茯苓丸；治跌扑伤痛，可与乳香、没药等同药配伍。现代研究发现牡丹皮中的丹皮酚具有明显的保护血管作用，其作用主要与其降血脂，抑制动脉粥样硬化密切相关。

牡丹皮还可散瘀消痈。治热毒痈肿疮毒等，如治瘀热互结所导致的肠痈，常与桃仁、大黄、芒硝等配伍，如大黄牡丹汤。现代研究发现牡丹皮水提物可对大肠埃希菌、溶血性链球菌、金黄色葡萄球菌、伤寒杆菌等 20 余种致病菌产生较强的杀菌抑菌作用。丹皮酚具有显著抑制肿瘤细胞增殖分化的作用，对食管癌、肝癌、结肠癌、胃癌、胰腺癌和直肠癌等消化系统肿瘤抑制作用较为明显。

牡丹皮用量一般为 6～12g，煎服。其中清热凉血时宜生用，活血化瘀宜酒炙用，止血宜炒炭用。

血虚有寒、月经过多者不宜使用。孕妇慎用。《得配本草》中记载牡丹皮"胃气虚寒，相火衰者，勿用"。

赤 芍

《开宝本草》

赤芍（图 2-20）为毛茛科植物芍药或川赤芍的干燥根。主产于内蒙古、辽宁、河北、四川等地。本品苦、微寒。归肝经。具有清热凉血，散瘀止痛的功效。李东垣《用药法象》中记载"赤芍药破瘀血而疗腹痛，烦热亦解。仲景方中多用之者，以其能定寒热，利小便也"。赤芍中主要含有芍药苷、芍药醇、有机酸、挥发油及糖类等化学成分。现代药理研究表明赤芍具有抗肿瘤、抗凝、抗血栓、降血脂、抗动脉硬化、扩张冠脉等作用。

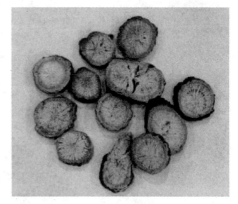

图 2-20 赤芍

赤芍清热凉血的功效主要用于治疗热入营血，迫血妄行所导致的吐血、斑疹紫暗者，临床常与水牛角、生地、牡丹皮等药配伍，如犀角地黄汤。另外赤芍还常与川芎组成药对治疗血瘀证，川芎辛散温通，既能活血化瘀，又能行血中气滞，为血中之气药；赤芍苦寒，清热凉血、散瘀止痛；二药配伍，既增活血化瘀之功，又借气行血行之力，使行血破滞之功倍增。在王清任的"五逐瘀汤"中，除身痛逐瘀汤外，均以川芎、赤芍为基础药物活血化瘀，药理研究也表明，川芎、赤芍的活性成分均对心脑血管系统、神经系统等有良好疗效。

赤芍还可散瘀消肿止痛，常用于治疗热毒壅盛所致的痈肿疮疡，常与金银花、贝母、防风、乳香等药配伍，如仙方活命饮。另外赤芍活性成分对肺癌、乳腺癌、胃癌、胰腺癌、宫颈癌、肠癌、肝癌、骨肉瘤等肿瘤细胞均具有广泛的抑制作用，其主要通过抑制肿瘤细胞增殖/侵袭和迁移、诱导肿瘤细胞凋亡、调节机体免疫功能、逆转肿瘤细胞多药耐药性、抑制血管生成等多种途径发挥抗肿瘤作用。

赤芍还可清肝明目，入肝经而清肝火，常用于治疗肝经风热所导致的目赤肿痛、羞明多眵。

白芍和赤芍都是芍药的一种，一般人工栽培的、去皮、水煮的是白芍；野生的、不去皮的是赤芍。《本草求真》中记载："赤芍与白芍主治略同，但白则有敛阴益营之力，赤则止有散邪行血之意；白则能于土中泻木，赤则能于血中活滞。故凡腹痛坚积，血瘕疝痹，经闭目赤，因于积热而成者，用此则能凉血逐瘀，与白芍主补无泻，大相远耳。"

赤芍用量一般为 6～12g，煎服。

血寒经闭者不宜使用。血虚无瘀之证及痈疽已溃者慎服。《本草经疏》："赤芍药破血，故凡一切血虚病，及泄泻，产后恶露已行，少腹痛已止，痈疽已溃，并不宜服。"孕妇慎用。本品不宜与藜芦同用。

紫　草

《神农本草经》

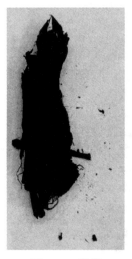

图 2-21　紫草

紫草（图 2-21）为紫草科植物新疆紫草或内蒙紫草的干燥根，主产于辽宁、湖南、河北、新疆、内蒙古等地。本品甘、咸，寒。归心、肝经。具有清热凉血，活血解毒，透疹消斑的功效。《神农本草经》记载紫草"主心腹邪气，五疸，补中益气，利九窍，通水道"。紫草中主要含有萘醌类、苯酚苯酮类、酚酸类、生物碱类、三萜酸类、黄酮类以及紫草多糖类等多种化学成分，而脂溶性的萘醌类化合物是紫草最主要的生物活性成分之一。现代药理研究表明紫草具有抗炎、镇痛、抗菌、抗病毒、抗肿瘤、免疫调节、抗生育、保肝、止血等作用。

紫草清热凉血，活血解毒的功效常用于治疗血热毒盛所致的斑疹紫黑或疮疡、湿疹，临床上常以单味或配伍组方内服外用于皮肤病。《本草经集注》记载"以合膏，疗小儿疮及面皶"。《本草图经》中记载"发疮疹不出者，以此作药，使其发出"。治痈肿疮疡时，常与蒲公英、金银花、连翘等药配伍；治疗湿疹时，可与黄连、黄柏、地肤子、苦参等药配伍。

紫草用量一般为 5～10g，煎服，外用适量，熬膏或用植物油浸泡涂擦。

紫草有轻泻作用，故脾虚便溏者忌服。胃肠虚弱、大便滑泄者慎服。《本草经疏》："痘疮家气虚脾胃弱、泄泻不思食、小便清利者，俱禁用。"

本章彩色图片

第三章 泻 下 药

大 黄

《神农本草经》

大黄（图 3-1）为蓼科植物掌叶大黄、唐古特大黄或药用大黄的干燥根和根茎。掌叶大黄和唐古特大黄药材称北大黄，主产于青海、甘肃等地。药用大黄药材称南大黄，主产于四川。本品苦，寒。归脾、胃、大肠、肝、心包经。具有泻下攻积，清热泻火，凉血解毒，止血，逐瘀通经，利湿退黄的功效。《神农本草经》记载大黄"下瘀血，血闭，寒热，破癥瘕积聚，留饮宿食，荡涤肠胃，推陈致新，通利水谷，调中化食，安和五脏"。大黄中主要含有鞣质类、蒽衍生物类、二苯乙烯类、苯丁酮类、萘衍生物类，还含有蛋白质、氨基酸、淀粉和

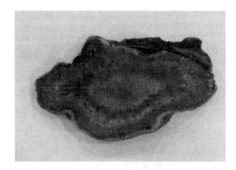

图 3-1 大黄

微量元素等成分，还有其他如挥发油、植物甾醇、糖类和有机酸等。现代药理研究表明大黄具有调节胃肠道功能、保护肝细胞活性、消炎利胆及促进胰液分泌等作用，同时还有保护心脑血管、对血液系统疾病双向调节、改善肾功能、抗炎抑菌、抗病毒、抗肿瘤等作用。

大黄最常用来泻下攻积，是治疗积滞便秘的要药，《药品化义》中记载"大黄气味重浊，直降下行，走而不守，有斩关夺门之力，故号将军"。临床常与芒硝、厚朴、枳实等配伍，组成大承气汤，治疗阳明腑实证。如果兼有正气虚时，可以与补虚药，如人参、当归等配伍，方如黄龙汤，以攻补兼施，标本并顾，治里实热兼气血不足之证。研究发现游离型蒽醌是大黄导泻作用的主要物质，其刺激胃肠道分泌，升高胃肠道内蛋白质浓度，进而发生容积性导泻。

大黄还可清热泻火，凉血止血，治疗目赤咽肿，牙龈肿痛以及血热妄行导致的吐血、衄血、咯血。大黄能泻火凉血、引血下行，兼能迅速止血，有"止血而不留瘀"的特点，常与黄连、黄芩、茜草、白茅根等同用，治疗血热引起的吐血、衄血、咳血；还可与黄芩、栀子、连翘等药同用，治疗火邪上炎所致的目赤、咽喉肿痛、牙龈肿痛等。生大黄、酒大黄的解热作用强于熟大黄和大黄炭。

大黄还有逐瘀通经的功效，常用于治疗瘀血经闭以及产后瘀阻，本品既可下瘀血，又能清瘀热，为治疗瘀血证的常用药。常与桃仁、土鳖虫等配伍，治疗妇女产后瘀阻腹痛、恶露不尽者；也可与桃仁、芒硝、桂枝等配伍，即桃核承气汤，治疗妇女瘀血经闭；还可与当归、红花、柴胡、穿山甲等配伍，即复元活血汤，治跌打损伤、瘀血肿痛等。

大黄还能利湿退黄，临床常与茵陈、栀子配伍，组成茵陈蒿汤，治疗肝胆湿热引起的黄疸，研究发现大黄能疏通肝内毛细胆管，并能通过增加胆囊收缩、松弛胆囊奥迪括约肌增加胆汁分泌。

大黄用量一般为 3～15g，个别病例，有时也可用到 20～30g，煎服。生大黄泻下时常用，入汤剂不宜久煎，或用开水泡服。酒大黄善清上焦血分热毒，用于目赤咽肿，齿龈肿痛。熟大黄泻下力缓，泻火解毒，用于火毒疮疡。大黄炭凉血化瘀止血，用于血热有瘀出血证。

孕妇及月经期、哺乳期慎用，非实证不宜妄用，脾胃虚弱者慎用。

番 泻 叶

《饮片新参》

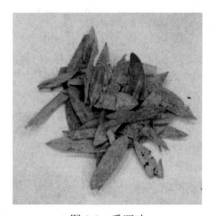

图 3-2　番泻叶

番泻叶（图 3-2）为豆科植物狭叶番泻或尖叶番泻的干燥小叶。主产于印度，我国广东、广西、云南等地。本品甘、苦，寒。归大肠经。具有泻热行滞，通便，利水的功效。《饮片新参》记载番泻叶"泄热，利肠腑，通大便"。番泻叶中主要含有番泻苷、芦荟大黄素葡萄糖苷、大黄酸葡萄糖苷以及芦荟大黄素、大黄酸、山奈酚等成分。现代药理研究表明番泻叶具有导泻、抑制菌株繁殖、促进止血的作用，同时对消化系统及肌肉还有松弛和解痉等作用。

番泻叶泻热行滞，通便的功效常用于治疗热结便秘，也可用于习惯性便秘及老年便秘。临床常可单味泡服，如果兼有腹满胀痛的患者，可与枳实、厚朴等药物配伍。

番泻叶还可利水消胀，治疗水肿胀满。

番泻叶用量一般为 2～6g，煎服时须后下，或开水泡服。

本品剂量过大，可导致恶心、呕吐、腹痛等副作用。《饮片新参》中记载中寒泄泻者忌用。孕妇及哺乳期、月经期女性慎用。

郁 李 仁

《神农本草经》

郁李仁为蔷薇科植物欧李、郁李或长柄扁桃的干燥成熟种子。主产于辽宁、吉林、黑龙江、内蒙古、河北等地。本品辛、苦、甘，平。归脾、大肠、小肠经。具有润肠通便，下气利水的功效。《神农本草经》记载郁李仁"主大腹水肿，面目四肢浮肿，利小便水道"。郁李仁中主要含有苦杏仁苷、郁李仁苷、脂肪油、挥发性有机酸、粗蛋白质、纤维素、淀粉、油酸等成分。现代药理研究表明郁李仁具有促进肠蠕动、促进排便、镇静、利尿、镇痛抗炎、祛痰止咳平喘等作用。

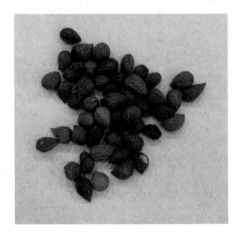

图 3-3 郁李仁

郁李仁（图 3-3）润肠通便的功效常用于治疗津枯肠燥引起的便秘、腹胀，临床常与火麻仁、柏子仁、杏仁等润肠药同用。现代研究表明郁李仁含有大量的油脂类成分，为其具有泻下作用的原因之一，同时郁李仁中的郁李仁苷也具有致泻和利尿作用。

郁李仁还能利水消肿，治疗水肿胀满，小便不利，《本草纲目》中记载郁李仁"甘苦而润，其性降，故能下气利水"。临床常与桑白皮、赤小豆等利水消肿药配伍。

郁李仁用量一般为 6～10g，煎服。

阴虚液亏人群忌用；大便不实人群禁用；孕妇慎用。

本章彩色图片

第四章 祛风湿药

独 活

《神农本草经》

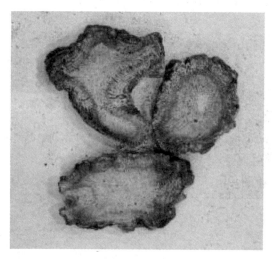

图 4-1 独活

独活（图 4-1）为伞形科植物重齿毛当归的干燥根。主产于四川、湖北等地。本品辛、苦，微温。归肾、膀胱经。具有祛风除湿，通痹止痛，解表的功效。《名医别录》记载独活"疗诸贼风，百节痛风无新久者"。独活中主要含有香豆素和挥发油类，以及少量甾醇和糖类成分。现代药理研究表明独活具有抗炎、镇静、镇痛、催眠、降压、抗心律失常、抗凝血、抗肿瘤等作用。

独活祛风除湿，通痹止痛的功效主要用于治疗风寒湿痹，腰膝疼痛，本品为治风湿痹痛主药，尤其善于治疗下焦风湿，《本草正》记载独活"专理下焦风湿，两足痛痹，湿痒拘挛"。《汤液本草》也认为"独活，治足少阴伏风，而不治太阳，故两足寒湿痹，不能动止，非此不能治"。临床常与桑寄生、防风、细辛、人参等配伍，组成独活寄生汤，治疗痹证日久正虚，腰膝酸软，关节屈伸不利。现代药理研究发现独活寄生汤具有抗炎、抑制软骨细胞凋亡、促进软骨细胞再生等作用。

《神农本草经》中记载的独活应包括独活和羌活两种中药，到了南北朝时期才区分这两种药材。羌活与独活均能祛风湿，止痛，解表，两者常配伍应用。但"疗风宜用独活，兼水宜用羌活"，独活性较缓和，发散力较羌活为弱，多用于风寒湿痹在下；羌活性较燥烈，发散祛湿力强，常用于风寒湿痹在上的情况。

独活用量一般为 3～10g，煎服。

气血虚而遍身痛，血燥，阴虚下体痿弱者禁用独活，正如《本经逢原》记载："气血虚而遍身痛及阴虚下体痿弱者禁用。一切虚风类中，咸非独活所宜。"

威 灵 仙

《新修本草》

威灵仙（图4-2）为毛茛科植物威灵仙、棉团铁线莲或东北铁线莲的干燥根及根茎。主产于辽宁、吉林、黑龙江、山东等地。本品辛、咸，温。归膀胱经。具有祛风湿，通经络，止痛，消骨鲠的功效。《开宝本草》："主诸风，宣通五脏，去腹内冷滞，心膈痰水，久积癥瘕，痃癖气块，膀胱宿脓恶水，腰膝冷疼，及疗折伤。久服之，无温疫疟。"威灵仙中主要含有皂苷类、黄酮类、木脂素类。此外还有三萜类、生物碱类、挥发油类、葡萄糖基萘类、酚苷类、有机酸类和甾醇类等化学成分。现代药理研究表明威灵仙具有抗菌、抗炎、抗

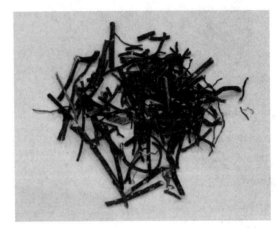

图4-2 威灵仙

肿瘤、抗疟、降血压、降血糖、促进胆汁分泌、镇痛、解痉等作用。

威灵仙祛风湿、通经络、止痛的功效常用于治疗风湿痹痛以及肢体麻木、筋脉拘挛、屈伸不利等情况，是治风湿痹痛的要药。

威灵仙还可消骨鲠，可单用或与砂糖、醋煎后慢慢咽下。

另外本品性好走窜，功在通利，能通行十二经脉，可治疗实性积滞。

在《本草纲目》中还记载"威灵仙治停痰宿饮，喘咳呕逆"。现代药理研究也发现，威灵仙能扩张支气管平滑肌，对抗组胺引起的支气管痉挛，有止咳的功效。

威灵仙一般用量为6～10g，煎服。消骨鲠时可用30～50g。

威灵仙辛散走窜，气血虚弱者慎服。气虚血弱，无风寒湿邪者忌服。正如《本草汇言》记载："凡病血虚生风，或气虚生痰，脾虚不运，气留生湿、生痰、生饮者，咸宜禁之。"

乌 梢 蛇

《药性论》

乌梢蛇原名"乌蛇"，为游蛇科动物乌梢蛇的干燥体。主产于浙江嘉兴、宁波、瑞安及江苏、安徽、湖北、湖南等地。本品甘，平。归肝经。具有祛风，通络，止痉的功效。《开宝本草》记载乌梢蛇"主诸风瘙瘾疹，疥癣，皮肤不仁，顽痹"。乌梢蛇中主要含有氨基酸、微量元素、蛋白质及脂肪酸等，其中含有赖氨酸、亮氨酸、谷氨酸、丙氨酸、胱氨酸等17种氨基酸。现代药理研究表明乌梢蛇具有抗炎、镇静、镇痛等作用。

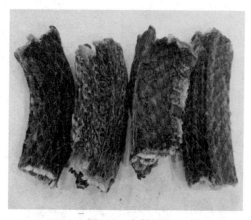

图 4-3 乌梢蛇

乌梢蛇（图 4-3）祛风通络的功效主要用于治疗风湿痹证，尤其是日久不愈的风湿顽痹，临床常与天南星、防风、威灵仙、独活、全蝎等药配伍使用。

乌梢蛇还具有通络止痉的功效，可以用来治疗中风口眼㖞斜、半身不遂、痉挛抽搐等。

乌梢蛇善于祛风止痒，广泛应用于现代医学的皮肤瘙痒症，临床以反复发作的皮肤瘙痒，搔抓后形成抓痕、血痂，皮肤干燥增厚为主要表现。

乌梢蛇用量一般为 6～12g，煎服；研末吞服时，每次 2～3g。也可泡酒。

血虚生风者慎服。《本经逢原》记载乌梢蛇"忌犯铁器"。

木　瓜

《名医别录》

木瓜（图 4-4）为蔷薇科植物贴梗海棠的干燥近成熟果实。主产于安徽、湖南、湖北、浙江、四川，《本草纲目》记载"木瓜处处有之，而宣城者为佳"，安徽宣城产者称"宣木瓜"，质量较好。本品酸，温。归肝、脾经。具有舒筋活络，和胃化湿的功效。《名医别录》记载木瓜"主湿痹邪气，霍乱大吐下，转筋不止"。木瓜中主要含有三萜类、苯丙素类、黄酮及其苷类、有机酸及其苷与酯类、氨基酸、油脂类、甾体及其苷类等化学成分。现代药理研究表明木瓜具有镇痛、抗炎、增强免疫、保肝、抗胃溃疡和肠损伤、抗肿瘤等作用。

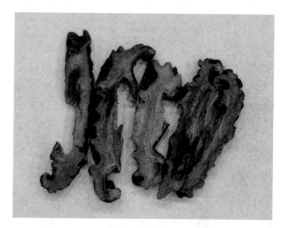

图 4-4 木瓜

木瓜舒筋活络的功效常用于治疗湿痹筋脉拘挛以及腰膝关节酸重疼痛，本品为治疗湿痹筋脉拘挛之要药，临床常与白芍、鸡血藤、威灵仙、炙甘草等配伍，组成白芍木瓜汤，活血舒筋通络止痛，治疗多种慢性骨关节疼痛及拘挛性疾病。

木瓜还具有和胃化湿的功效，可以用于治疗湿阻中焦所导致的暑湿吐泻，转筋挛痛，《本草经疏》记载"木瓜温能通肌肉之滞，酸能敛濡满之湿，则脚气湿痹自除也。霍乱大吐下、转筋不止者，脾胃病也，夏月暑湿饮食之邪，伤于脾胃则挥霍撩乱，上吐下泻，甚则肝木乘脾，而筋为之转也。酸温能和脾胃，固虚脱，兼入肝而养筋，所以能疗肝脾所生之病也"。

木瓜用量一般为 6～12g，煎服。

下部腰膝无力，由于精血虚、真阴不足者不宜用木瓜。胃酸过多者不宜服用。

伸 筋 草

《本草拾遗》

伸筋草（图 4-5）为石松科植物石松的干燥全草，别名有石松、过山龙等。主产于湖北。本品微苦、辛，温。归肝、脾、肾经。具有祛风除湿，舒筋活络的功效。《本草拾遗》记载伸筋草"主人久患风痹，脚膝疼冷，皮肤不仁，气力衰弱"。伸筋草中主要含有生物碱类、三萜类，此外还含有少量蒽醌类成分及挥发油等成分。现代药理研究表明伸筋草具有抗炎、镇痛、抗菌、抑制乙酰胆碱酯酶活性等作用。

伸筋草祛风除湿、舒筋活络的功效主要用于治疗风寒湿痹、关节酸痛及屈伸不利，临床常与乌梢蛇配伍。乌梢蛇为虫属类药，其搜风剔络走窜力强，消肿止痛作用明显；伸筋草与之配伍，对于风湿顽痹，病久邪深，

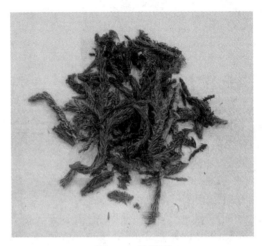

图 4-5 伸筋草

痹证附着于筋骨，关节疼痛僵直畸形等效果较好。另外伸筋草也可泡酒，《普济方·诸痹门·风痹》记载："以石松浸酒服之，及疗大风痹甚效。"

伸筋草用量一般为 3～15g，煎服。

孕妇及出血过多者忌服。

青 风 藤

《本草纲目》

青风藤（图 4-6）为防己科植物青藤及毛青藤的干燥根茎。主产于陕西秦岭山区、四川、重庆、湖北神农架、安徽黄山及东北长白山等。本品苦、辛，平。归肝、脾经。具有祛风湿，通经络，利小便的功效。《本草纲目》记载青风藤"治风湿流注，历节鹤膝，麻痹瘙痒，损伤疮肿。入药酒中用"。青风藤中主要含有生物碱类、挥发油、甾醇类、脂类等成分。现代药理研究表明青风藤具有抗炎、抑制神经毒性、调节脑内组胺水平、防治肾间质纤维化、抗心律失常、保护心脏、调节免疫等多种药理作用。

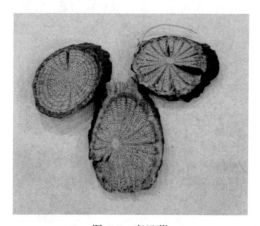

图 4-6　青风藤

青风藤祛风湿、通经络的功效主要用于治疗风湿痹痛，青风藤中生物碱有镇痛、抗炎、免疫调节与免疫抑制等作用，其中的青藤碱具有广谱的镇痛作用，对机械性损伤性疼痛、炎症诱发的热性敏感性疼痛、中枢及外周神经损伤性疼痛均有较好的镇痛效果，且未发现不良反应。

青风藤还具有利小便的功效，可用于治疗水肿、脚气肿痛等。

青风藤用量一般为 6～12g，煎服。本品也可浸酒或熬膏，外用煎水洗。

脾胃虚寒者慎服青风藤。

秦 艽

《神农本草经》

秦艽（图 4-7）为龙胆科植物秦艽、麻花秦艽、粗茎秦艽或小秦艽的干燥根。前三种按性状不同分别习称"秦艽"和"麻花艽"，后一种习称"小秦艽"。主产于陕西、甘肃、内蒙古、四川等地。本品辛、苦，平。归胃、肝、胆经。具有祛风湿，通络止痛，退虚热，清湿热的功效。《神农本草经》记载秦艽"主寒热邪气，寒湿风痹，肢节痛，下水，利小便"。秦艽中主要含有环烯醚萜苷类、木脂素类、黄酮类及三萜类等化学成分。现代药理研究表明秦艽具有抗炎、镇痛、保肝、免疫抑制、降血压、抗病毒、抗肿瘤等多种药理作用。

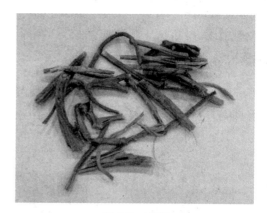

图 4-7　秦艽

秦艽祛风湿，通络止痛的功效主要用于治疗风湿痹证，本品被称为"风药中之润剂"，可配伍治疗各种风湿痹痛，现代研究发现秦艽可以通过对血清类风湿因子、C 反应蛋白及核因子-κB 的影响来抑制炎症的发展。秦艽常配伍羌活、独活、防风、细辛、白芷和四物汤等组成大秦艽汤，搜散风邪兼养血活血，"疏风必先养血"，治疗风邪初中经络证。

秦艽还可退虚热、除骨蒸，治疗骨蒸潮热、疳积发热。临床常与鳖甲、地骨皮、知母、牡丹皮等配伍，组成秦艽鳖甲散，治疗夜热早凉、骨蒸潮热。

另外秦艽还能清湿热，可以治疗湿热黄疸。

秦艽用量一般为 3～9g，煎服。

本品久痛虚羸，溲多、便滑者忌服。《本草经疏》记载："下部虚寒人，及小便不禁者勿服。"

防 己

《神农本草经》

防己（图 4-8）为防己科植物粉防己的干燥根，习称"汉防己"。主产于浙江、江西、安徽、湖北等地。本品苦，寒。归膀胱、肺经。具有祛风湿，止痛，利水消肿的功效。《本草求真》记载"防己，辛苦大寒，性险而健，善走下行，长于除湿、通窍、利道，能泻下焦血分湿热，及疗风水要药"。防己中主要含有双苄基异喹啉类生物碱，包括粉防己碱、防己诺林碱等，除生物碱外，防己中还含有黄酮苷、酚类、有机酸、挥发油、糖类等成分。现代药理研究表明防己具有抗炎、抗病原微生物、抗肿瘤、抗高血压、抗心律失常、抗心肌缺血、抗纤维化、抗硅肺、抑制瘢痕等多种药理作用。

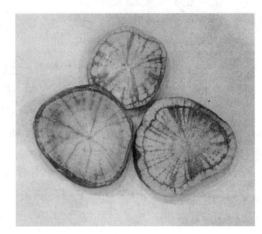

图 4-8 防己

防己祛风湿、止痛的功效主要用来治疗风湿痹痛，本品苦，寒，对湿热偏盛的风湿痹证，如关节红肿疼痛及湿热身痛者，应用效果较好，防己中的粉防己碱具有广谱抗炎作用，对全身各部位急、慢性炎症均能有效抑制。

防己还可利水消肿，本品善走下行，常用于治疗下肢水肿、脚气肿痛、小便不利。临床常与黄芪、白术、甘草、生姜等配伍，组成防己黄芪汤，祛风化湿、益气固表，主治风湿，见脉浮、身重、汗出恶风等证候。本品还可与茯苓、黄芪、桂枝等配伍，组成防己茯苓汤，治疗一身悉肿，小便短少。

防己用量一般为 5～10g，煎服。

本品苦寒易伤胃气，凡胃虚阴虚，自汗盗汗，胃纳不佳及阴虚体弱者慎服。

桑 枝

《本草图经》

桑枝为桑科植物桑的干燥嫩枝。主产于江苏、浙江等地。本品微苦，平。归肝经。具有祛风湿，利关节的功效。《本草图经》记载桑枝"疗遍体风痒干燥，脚气风气，四肢拘挛，上气，眼晕，肺气嗽，消食，利小便，久服轻身，聪明耳目，令人光泽，兼疗口干"。桑枝中主要含

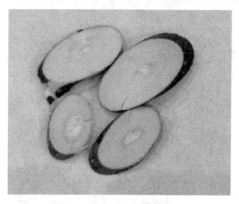

图 4-9　桑枝

有黄酮类化合物、生物碱、多糖和香豆精类化合物，尚含有氨基酸、有机酸、挥发油及多种维生素等成分。现代药理研究表明桑枝具有降血糖、降血脂、免疫、抗炎等多种药理作用。

桑枝（图 4-9）祛风湿，利关节的功效主要用于治疗风湿热痹，尤其是肩臂、关节的酸痛麻木，对于痹证新久、寒热都可以使用。其中痹证偏于寒的，常配伍附子、桂枝、独活、威灵仙等；偏于热的，配秦艽、防己、青风藤、海风藤等；偏于气血虚的，配黄芪、当归、党参、川芎等。

桑叶、桑枝、桑白皮均来自桑树，其中桑叶散中焦及上焦郁火，桑白皮清肺胃之火；桑枝散四肢经络、皮腠之郁火。

桑枝的主要成分桑枝多糖具有降低血糖，提高胰岛素敏感性的作用，桑枝中的黄酮具有良好的抗菌抗炎、降血糖和降血脂作用。因此桑枝常与桑叶、桑白皮合用治疗糖尿病末梢神经病变兼有血糖高的情况。

桑枝用量一般为 9～15g，煎服。外用适量，煎水熏洗。

体内无湿人群不宜用桑枝，孕妇忌服桑枝。

丝 瓜 络

丝瓜络（图 4-10）为葫芦科植物丝瓜的干燥成熟果实的维管束。主产于江苏、浙江等地。本品甘，平。归肺、胃、肝经。具有祛风，通络，活血，下乳的功效。《本草纲目》记载丝瓜络"能通人脉络脏腑，而祛风解毒，消肿化痰，祛痛杀虫，治诸血病"。丝瓜络中主要含有木聚糖、甘露聚糖、半乳聚糖等成分。现代药理研究表明丝瓜络具有镇痛、镇静和抗炎等多种药理作用。

丝瓜络祛风、通络的功效常用于治疗风湿痹痛、筋脉拘挛和肢体麻痹，临床常与秦艽、防风、鸡血藤等配伍，多入复方中应用。丝瓜络有着广泛的临床应用，因其药力较缓和，临床多配伍其他药物同用。

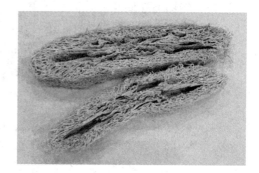

图 4-10　丝瓜络

丝瓜络还可活血通络，《本草再新》记载本品"通经络，和血脉，化痰顺气"。可用于治疗瘀血阻滞所致的胸胁胀痛。

本品还有下乳、通乳的功效，可用于治疗产后乳少或乳汁不通或乳痈肿痛。如治疗产后乳少或乳汁不通时，常配伍漏芦、甲珠、通草、路路通等同用；治乳痈肿痛，每与鱼腥草、蒲公英、浙贝母、瓜蒌等配伍。

丝瓜络用量一般为 5～12g，煎服。外用适量。

脾胃虚寒者少用丝瓜络。

五 加 皮

《神农本草经》

五加皮（图 4-11）为五加科植物细柱五加的干燥根皮。习称"南五加皮"。主产于湖北、湖南、浙江、四川等地。本品辛、苦，温。归肝、肾经。具有祛风除湿，补益肝肾，强筋壮骨，利水消肿的功效。《神农本草经》记载五加皮"主心腹疝气腹痛，益气，疗躄，小儿不能行，疽疮阴蚀"。五加皮中主要含有二萜类、苯丙素类、植物甾醇、挥发油、脂肪酸、维生素、大分子蛋白质、多糖等成分。现代药理研究表明五加皮具有抗炎、镇痛、镇静、抑制肿瘤细胞增殖、抗衰老、减肥和保肝等多种药理作用。

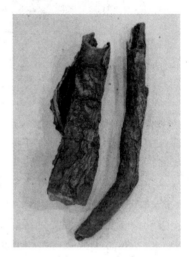

图 4-11 五加皮

五加皮祛风除湿、补益肝肾的功效主要用于治疗老人及久病体虚之人的风湿痹证，如腰膝疼痛、筋脉拘挛等，可单用或与人参、肉桂等配伍煎服或泡酒。

五加皮补肝肾，强筋骨的功效常用于治疗肝肾不足所致的筋骨痿软、小儿行迟等，其中治小儿发育不良，骨软行迟，常与怀牛膝、补骨脂、巴戟天等配伍使用。

本品还能利水消肿。如在五皮散中就与陈皮、茯苓皮、姜皮、大腹皮等配伍，行气化湿，利水消肿，用于全身水肿、胸腹胀满或小便不利以及妊娠水肿等。

五加皮习称"南五加皮"，北五加皮就是香加皮。五加皮主产于我国南方，香加皮主产于我国北方，香加皮性味辛、苦、温，有毒，归肝、肾、心经，具有祛风湿、强筋骨的功效，虽然两者都有祛风除湿的功效，但香加皮能够兼治心悸气短，利水的作用强于五加皮，因此常用于治疗风湿痹痛、心悸气短等。

五加皮用量一般为 5～10g，煎服。或酒浸、入丸散服。

阴虚火旺者慎服。《本草经疏》中记载："下部无风寒湿邪而有火者不宜用，肝肾虚而有火者亦忌之。"《得配本草》中记载："肺气虚、水不足二者禁用。"

桑 寄 生

《神农本草经》

桑寄生为桑寄生科植物桑寄生的干燥带叶茎枝，主产于台湾、广西、福建以及云南等地。本品苦、甘，平。归肝、肾经。具有祛风湿，补肝肾，强筋骨，安胎元的功效。《神农本草经》

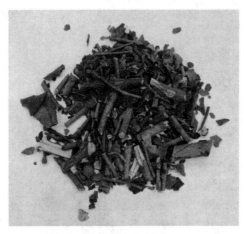

图4-12　桑寄生

记载桑寄生"主腰痛，小儿背强，痈肿，安胎，充肌肤，坚发齿，长须眉"。桑寄生中主要含有桑寄生总黄酮，同时包含凝集素、挥发油、维生素以及微量元素等成分。现代药理研究表明桑寄生具有降压、扩张血管、利尿、抗病毒、抗血栓以及神经保护等多种药理作用。

桑寄生（图4-12）祛风湿，补肝肾，强筋骨的功效主要用于治疗风湿痹痛，腰膝酸软及筋骨无力，临床常与独活、牛膝、杜仲、细辛、秦艽、地黄等组成独活寄生汤。独活寄生汤出自《备急千金要方》，具有祛风湿、止痹痛、益肝肾、补气血的功效，药理作用主要表现为抗炎、抗氧化、抑凋亡、促再生、抗肿瘤，主治痹证日久，肝肾两虚，气血不足之证。

桑寄生补肝肾，强筋骨的功效还常用来治疗高血压头晕目眩属肝肾不足的情况，临床常与杜仲、牛膝等药配伍，三者共同补益肝肾以降压。

桑寄生还有安胎的功效，《药性论》记载其"能令胎牢固，主怀妊漏血不止"。可以通过补肝肾、养血而固冲任、安胎元。常与阿胶、续断、菟丝子等同用组成寿胎丸，用于治疗妊娠滑胎、胎动不安。

另外桑寄生还可治疗绝经后骨质疏松症，药理研究发现本品对绝经后骨质疏松症以高骨转换率为病变特征的异常骨重建能起到良好的纠正作用。

桑寄生用量一般为9～15g，煎服。

狗　脊

《神农本草经》

狗脊（图4-13）为蚌壳蕨科植物金毛狗脊的干燥根茎。产于河北、山东、四川、浙江等地。本品苦、甘，温。归肝、肾经。具有祛风湿，补肝肾，强腰膝的功效。《神农本草经》记载狗脊"主腰背强，关机缓急，周痹，寒湿膝痛。颇利老人"。狗脊中主要含有双苄基异喹啉类生物碱，包括芳香族类、皂苷类、挥发油类、糖及糖苷类、蕨素类、黄酮类、酚酸类、氨基酸类化合物等化学成分。现代药理研究表明狗脊具有抗炎、抗病原微生物、抗肿瘤、抗高血压、抗心律失常、抗心肌缺血、抗纤维化、抗硅肺、抑制瘢痕等多种药理作用。

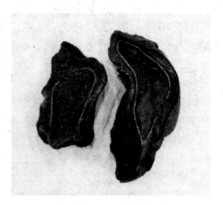

图4-13　狗脊

　　狗脊祛风湿、补肝肾、强腰膝的功效主要用于治疗风湿痹痛兼有肝肾不足的情况,临床常与杜仲、牛膝、续断、五加皮等配伍使用。现代研究发现狗脊具有减缓骨量流失、防止骨过度吸收的作用,狗脊中含有对骨质疏松有效的成分,可以为骨质疏松的预防和治疗提供良好的替代药。

　　狗脊还可以治疗肾虚不固所导致的遗尿、尿频及遗精、滑精,其中遗尿、尿频可与补骨脂、益智仁、乌药、桑螵蛸、杜仲等配伍使用;遗精、滑精可与益智仁、金樱子、五味子等同用。

　　另外狗脊的绒毛还有止血的作用,可外敷止金疮出血。

　　狗脊用量一般为 6～12g,煎服。通过蒸制、酒制、盐制等炮制后的狗脊,由于总酚酸含量增加,其补肝肾、强腰膝的作用也会相应增强。

　　肾虚有热或肝虚有郁火者慎服。《本草经疏》:"肾虚有热,小水不利或短涩赤黄,口苦舌干皆忌之。"

千 年 健

《本草纲目拾遗》

　　千年健(图 4-14)为天南星科植物千年健的干燥根茎。主产于广东、广西、贵州、云南、四川等地。本品苦、辛,温。归肝、肾经。具有祛风湿,强筋骨的功效。《本草纲目拾遗》记载千年健"壮筋骨,浸酒;止胃痛,磨酒服"。千年健中主要含有挥发油和倍半萜类化合物,此外还含有少量的生物碱、黄酮、脂肪酸、糖及其他类化合物。其中倍半萜类化合物也是其发挥药效的主要成分之一。现代药理研究表明千年健具有抗骨质疏松、抑菌、抗炎、抗氧化、抗肿瘤、抗阿尔茨海默病等多种药理作用。

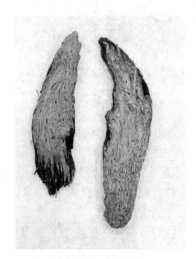

图 4-14　千年健

　　千年健祛风湿、强筋骨的功效主要用于治疗风寒湿痹、腰膝冷痛、拘挛麻木、筋骨痿软等症,本品辛散苦燥温通,主入肝肾经,又能强筋骨,颇宜于老人。临床常与独活、桑寄生、五加皮等药配伍;《本草纲目拾遗》以之与牛膝、枸杞子、萆薢等酒浸服。

　　千年健用量一般为 5～10g,煎服。或酒浸服。

　　千年健性温,故风湿痹痛属热者及阴虚内热者慎服。

本章彩色图片

第五章 化 湿 药

藿 香

《名医别录》

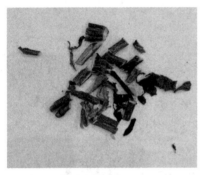

图 5-1 藿香

藿香（图 5-1）为唇形科植物广藿香的干燥地上部分。主产于广东，是著名的十大"南药"之一。本品辛，微温。归脾、胃、肺经。具有芳香化湿，和中止呕，发表解暑的功效。《名医别录》记载藿香"疗风水毒肿，去恶气，疗霍乱，心痛"。藿香中主要含有黄酮类、苯丙素类、萜类（单萜、倍半萜、二萜等）、甾体类、生物碱类以及脂肪酸类等化合物。其中倍半萜类化合物也是其发挥药效的主要成分之一。现代药理研究表明藿香具有抗菌、调节胃肠道、抗炎、镇痛、抗过敏、免疫调节等多种药理作用。

藿香芳香化湿、和中止呕的功效常用于治疗湿浊中阻所致的脘腹痞闷及呕吐，是芳香化湿浊的要药。现代研究发现藿香对肠胃能产生双向调节作用，既能促进胃酸分泌，增强肠胃活动，调节消化功能，同时又能使胃肠平滑肌解痉镇静，缓解刺激性物质引起的肠胃痉挛性收缩；减少反映胃肠炎症的酶活力，防治溃疡性肠胃炎，保护肠胃黏膜屏障。临床常与半夏、苍术、厚朴、陈皮等同用，组成不换金正气散，和脾胃，止吐泻，温中，下痰饮。

藿香另一个重要的功效就是发表解暑，本品既能芳香化湿浊，又可发表解暑。治疗暑湿表证，或湿温初起，湿热并重，临床常见发热倦怠、胸闷不舒、腹痛吐泻等，现代研究发现藿香及其提取物具有较好的抑制细菌、真菌以及病毒的效果。其中藿香油既能够抑制 20 余种真菌和 30 余种细菌，如金黄色葡萄球菌、幽门螺杆菌、大肠埃希菌、痢疾杆菌等的生长和繁殖，同时也具有一定的解热作用，能够抑制体温升高。在治疗外感风寒，内伤湿滞所致的头痛昏重、胸膈痞闷、脘腹胀痛、呕吐泄泻时，藿香常与白芷、茯苓、大腹皮、半夏、甘草、紫苏叶、陈皮、厚朴、白术、生姜、大枣等组成藿香正气散，该方出自《太平惠民和剂局方》，具有解表化湿，理气和中的功效，在胃肠道方面具有解痉、调节胃肠道运动、保护肠屏障等作用，此外还有镇痛、抗菌、抗 I 型变态反应、缓解吗啡依赖戒断症状等药理作用，在临床经常使用。

藿香用量一般为 3～10g，煎服。

藿香味辛，微温，所以阴虚火旺者不宜用，同时中焦火盛热极的人也禁用藿香。

佩 兰

《神农本草经》

佩兰（图 5-2）又称兰草，为菊科植物佩兰的干燥地上部分。主产于江苏、浙江、河北等地。本品辛，平。归脾、胃、肺经。佩兰功效应用与藿香类似，气味较藿香更为浓郁，主要作用为芳香化湿，醒脾开胃，发表解暑。《神农本草经》记载佩兰"主利水道，杀蛊毒，辟不祥。久服益气，轻身不老，通神明"。挥发油是佩兰的主要有效成分，其中主要有单萜、倍半萜及芳香类、脂肪类等。现代药理研究表明佩兰具有抗炎、祛痰、抗肿瘤、增强免疫力、抑菌、兴奋胃平滑肌等多种药理作用。

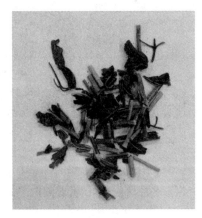

图 5-2 佩兰

佩兰归脾、胃经，其芳香化湿，醒脾开胃的功效，常用来治疗湿阻中焦或脾经湿热所致的脘痞呕恶、口中甜腻多涎、口气腐臭等症，临床常与藿香、苍术、厚朴、白豆蔻、薏苡仁等同用。

佩兰还可以发表解暑，治疗暑湿表证，湿温初起所致的发热倦怠、胸闷不舒等症。现代研究发现佩兰挥发油能够有效地抑制流感病毒、轮状病毒，用佩兰水煎液与常规西药治疗轮状病毒性肠炎，无论是止泻时间还是粪便 Rv-Ag 转阴率等指标，佩兰的作用都更加明显。

另外佩兰还有芳香辟秽的功效，常用来制成香囊佩戴在身上，用来预防流感和其他传染性疾病。

佩兰用量一般为 3～10g，煎服，鲜品可用 15～20g。

佩兰味辛，故阴虚、气虚者忌服佩兰。

苍 术

《神农本草经》

苍术为菊科多年生草本植物茅苍术或北苍术的干燥根茎。主产于江苏、河南、河北、山西、陕西等地。本品辛、苦，温。归脾、胃、肝经。具有燥湿健脾，祛风散寒，明目的功效。《神农本草经》记载苍术"主风寒湿痹，死肌痉疸。作煎饵久服，轻身延年不饥"。苍术中主要含有倍半萜及其苷类、烯炔类、三萜和甾体类、芳香苷类、苍术醇类等化学成分。现代药理研究表明苍术具有保肝、抗菌、抗病毒、抗肿瘤、中枢抑制及促进胃肠蠕动、抗溃疡、抑制胃酸分泌等多种药理作用。

苍术燥湿健脾的功效常用于治疗湿阻中焦，脾失健运而致脘腹胀闷、呕恶食少、吐泻乏力、舌苔白腻等症，《珍珠囊》曰："诸湿肿非此［苍术］不能除，能健胃安脾。"现代研究则发现

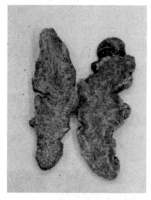

图5-3 苍术

苍术有保护肠道、促进肠道运动、抗腹泻和抗炎作用。苍术正丁醇提取液有广谱的抗溃疡作用，并能抑制蛋白酶活性和胃酸排出量。临床常与厚朴、陈皮、甘草等配伍组成平胃散，燥湿运脾，行气和胃。苍术还常与玄参配伍，苍术化脾家之湿，玄参撤胃家之热，两者互相配伍，恢复脾胃气机的升降。

苍术（图5-3）还具有祛风散寒的功效，常用于治疗风湿痹证或风寒夹湿表证，治疗风湿痹证时，常与黄柏、薏苡仁、牛膝配伍，组成四妙散，治疗湿热下注所致的两脚麻木、下肢痿弱、筋骨疼痛、足胫湿疹痛痒等病症。

苍术、白术均来源于菊科苍术属植物，《玉楸药解》："白术守而不走，苍术走而不守，故白术善补，苍术善行""而泄水开郁，苍术独长"。《本草崇原》："凡欲补脾，则用白术；凡欲运脾，则用苍术；欲补运相兼，则相兼而用。"白术苦而质润，长于补脾益气，止汗、固表、安胎；苍术性辛烈，长于运脾燥湿，祛风发汗之作用强于白术。

苍术用量一般为3～10g，煎服。取其运脾作用时，一般用炒苍术、焦苍术。

苍术性较温燥，凡阴虚内热、气虚多汗、口干唇燥、吐血鼻衄、便秘滞下者不宜应用。

豆　蔻

《名医别录》

豆蔻（图5-4）为姜科草本植物白豆蔻或爪哇白豆蔻的干燥成熟果实。又名白豆蔻。按产地不同分为"原豆蔻"和"印尼白蔻"。原豆蔻主产于泰国、柬埔寨；印尼白蔻主产于印度尼西亚爪哇。本品辛，温。归肺、脾、胃经。具有化湿行气，温中止呕，开胃消食的功效。《开宝本草》记载豆蔻"主积冷气，止吐逆反胃，消谷下气"。豆蔻化学成分丰富、结构类型多样，其中挥发油是最主要成分，还有萜类、双苯庚烷类、酚类以及螺缩酮类结构。现代药理研究表明豆蔻具有保护胃肠、抗氧化、降血糖、抗炎、抗过敏、抗菌、保护肝脏等多种药理作用。

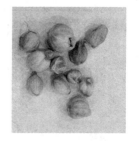

图5-4 豆蔻

豆蔻化湿行气的功效常用于治疗湿浊中阻，脾胃气滞所致的不思饮食、胸腹胀痛、食少无力等，临床常与藿香、佩兰、陈皮、枳实、木香等药同用。另外豆蔻化湿行气的功效还常用于治疗湿温初起出现的头痛恶寒、身重疼痛、肢体倦怠、面色淡黄、胸闷不饥、午后身热等症，临床常与薏苡仁、苦杏仁等同用组成三仁汤，清利湿热，宣畅气机。

豆蔻还有温中止呕，开胃消食的功效，可用于治疗胃寒湿阻所导致的恶心、呕吐、纳差等症。

白豆蔻、红豆蔻、草豆蔻是药用姜科不同品种植物的果实或种子，性味均属辛温，入脾胃经，均具有化湿散寒止呕的作用。其中白豆蔻芳香气清，偏于行中上焦一切寒湿气滞之证；红豆蔻辛热，长于温胃散寒，燥湿醒脾；草豆蔻辛温香燥，善于燥湿健脾。

豆蔻用量一般为 3～6g，煎服，后下。《本草通玄》："白豆蔻，其功全在芳香之气，一经火炒，便减功力；即入汤液，但当研细，乘沸点服尤妙。"

豆蔻辛温，阴虚内热血燥者，或胃火偏盛，口干口渴，大便燥结者忌食。

草 豆 蔻

《雷公炮炙论》

草豆蔻（图5-5）为姜科草本植物草豆蔻的干燥近成熟种子。主产于广东和广西等地。本品辛，温。归脾、胃经。具有燥湿行气，温中止呕的功效。《名医别录》记载草豆蔻"主温中，心腹痛，呕吐，去口臭气"。草豆蔻中主要含有黄酮类、苯丙素类、萜类（单萜、倍半萜、二萜等）、甾体类、生物碱类以及脂肪酸类等化合物。其中倍半萜类化合物也是其发挥药效的主要成分之一。现代药理研究表明草豆蔻具有保护胃黏膜、抗胃溃疡、促进肠胃功能、镇吐、抑菌、抗氧化、抗炎和抗肿瘤等多种药理作用。

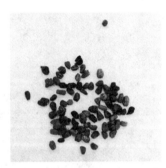

图5-5 草豆蔻

草豆蔻燥湿行气的功效常用于治疗寒湿内阻，脾胃气滞所致的脘腹胀满冷痛、不思饮食等症。现代研究发现草豆蔻提取物具有显著的促进胃肠动力作用。临床常与白豆蔻、厚朴、陈皮、干姜等温中行气之品配伍。

另外草豆蔻有效成分还具有广谱的抗肿瘤作用，其机制与抑制肿瘤细胞增殖、诱导肿瘤细胞凋亡、抑制肿瘤侵袭和转移、调节肿瘤细胞能量代谢和抗炎等密切相关。

草豆蔻用量一般为3～6g，煎服，宜后下。

草豆蔻性温，阴虚血少、津液不足者忌用，无寒湿症状的人群慎用。

本章彩色图片

第六章　利水渗湿药

茯　苓

《神农本草经》

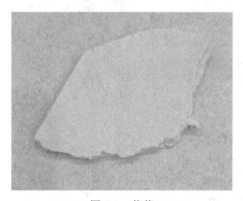

图 6-1　茯苓

茯苓（图 6-1）又称云苓，为多孔菌科真菌茯苓的干燥菌核。主产于湖北、安徽、云南、四川、广西、福建等地。本品甘、淡，平。归心、肺、脾、肾经。具有利水渗湿，健脾，宁心安神的功效。《神农本草经》记载茯苓"主胸胁逆气，忧恚惊邪恐悸，心下结痛，寒热，烦满，咳逆，口焦舌干，利小便。久服安魂、养神、不饥、延年"。晋代葛洪《神仙传》中记载"老松精气化为茯苓"，因其功效广泛，不分四季，能与各种药物配伍，故又称为"四时神药"。茯苓中主要含有三萜类和多糖类两种化合物；还含有甾体类、胆碱、氨基酸、组氨酸、挥发油及以钾为代表的元素。现代药理研究表明茯苓具有抗炎、抗肿瘤、免疫调节及抗高血糖等多种药理作用。

茯苓利水渗湿的功效常用于治疗水湿内停所致的水肿、小便不利等症或痰饮所致的目眩心悸等症。治疗水肿时，常与泽泻、猪苓、白术、桂枝等配伍，组成五苓散，治疗太阳表虚证兼见脉浮有热，心下停饮，渴而小便不利者；治疗痰饮时，常与桂枝、白术、甘草等配伍，组成苓桂术甘汤，温阳化饮、健脾利湿，临床常用于治疗慢性支气管炎、支气管哮喘、心源性水肿、慢性肾小球肾炎水肿、梅尼埃病、神经官能症等属水饮停于中焦者。

茯苓还可健脾补中、渗湿止泻，用于治疗脾虚所导致的食少纳差、便溏泄泻，临床常与党参、白术、山药、白扁豆、砂仁、薏苡仁等组成参苓白术散，补脾胃、益肺气。用于脾胃虚弱，食少便溏，气短咳嗽，肢倦乏力。

另外茯苓还有宁心安神的功效，可用于治疗心神不安，惊悸失眠等症。

茯苓、茯神与茯苓皮均来源于多孔菌科植物茯苓，其干燥菌核为茯苓，菌核中间带有松根的部分为茯神，其外皮为茯苓皮。茯神功效主要是宁心安神，专治心神不安、惊悸、健忘等症；茯苓皮性平味甘淡，具有利水、消肿的功效，常用于治疗水肿肤胀，为"利水要药"，临床常与生姜皮、桑白皮、陈皮、大腹皮合用即著名的"五皮饮"，有行气化湿、利水消肿之效，可用于全身水肿、胸腹胀满、小便不利、妊娠水肿等症的治疗。

茯苓用量一般为 9～15g，煎服。

阴虚而无湿热者忌服茯苓；虚寒精滑或气虚下陷者忌服茯苓。

薏 苡 仁

《神农本草经》

薏苡仁（图6-2）为禾本科植物薏苡的干燥成熟
种仁。主产于福建、江苏、河北、辽宁等地。本品
甘、淡、凉。归脾、胃、肺经。具有利水渗湿，
健脾止泻，除痹，排脓，解毒散结的功效。是益
中气之要药，祛湿之要药，治痿之要药。《神农本
草经》记载薏苡仁"主筋急拘挛，不可屈伸，风
湿痹，下气"。薏苡仁中主要含有脂肪酸及其脂类、
糖类、甾醇类、生物碱类及三萜类等化合物。现
代药理研究表明薏苡仁具有抗肿瘤、抗炎、镇痛、
抗菌、提高机体免疫功能、降血糖和调血脂等多
种药理作用。

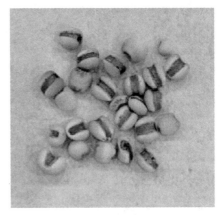

图 6-2 薏苡仁

薏苡仁利水渗湿的功效主要用于治疗水肿，尤
其是下肢水肿及小便不利，《本草新编》记载："薏仁最喜利水，不至损耗真阴之气，凡湿盛在
下者，最宜用之。"

薏苡仁健脾止泻的功效主要用于治疗脾虚湿盛所导致的泄泻，临床常与人参、茯苓、白术、
白扁豆、陈皮、山药等配伍合用组成参苓白术散，补脾胃、益肺气、止泻。

本品还可渗湿除痹，常用于治疗湿痹，薏苡仁药性和缓，治疗痹证时具有清湿热、祛风湿、
除痹痛、消肿胀的功效。其利水消肿的作用，可有效抑制滑膜的炎症反应，减轻水肿，同时现
代研究发现薏苡仁具有抗炎镇痛的作用，对疼痛相关细胞因子产生影响，另外薏苡仁还具有健
脾的功效，可明显减轻非甾体抗炎药对胃肠道的刺激，在治疗的同时又顾护了脾胃。

薏苡仁还具有排脓和解毒散结的功效，常用于治疗肺痈、肠痈等症，如治疗肺痈时，常与
苇茎、冬瓜仁、桃仁等组成苇茎汤，清肺化痰，逐瘀排脓。治疗肠痈时，常与附子、败酱草等
配伍组成薏苡附子败酱散排脓消肿。

薏苡仁解毒散结的功效在临床上还常用于治疗癌肿。现代研究发现中药康莱特（主含薏苡
仁）注射液、康莱特软胶囊配合化疗均能明显提高晚期非小细胞肺癌患者免疫功能，提高患者
生存质量，减轻副作用，薏苡仁抗肿瘤活性作用机制主要有抑制肿瘤细胞分裂增殖、抑制肿瘤
细胞转移、诱导肿瘤细胞凋亡和抑制肿瘤血管形成等。

薏苡仁用量一般为 9～30g，煎服。薏苡仁生用者性偏寒凉，长于利水渗湿、清热排脓、
除痹止痛，常用于小便不利、水肿、肺痈、风湿痹痛等；清炒和麸炒性偏平和，长于健脾止泻，
常用于脾虚泄泻、脘腹胀痛等。

本品性质滑利，孕妇慎用。脾虚无湿、脾阴不足、肾水不足、气虚下陷，以及大便燥结者
慎用。

猪　苓

《神农本草经》

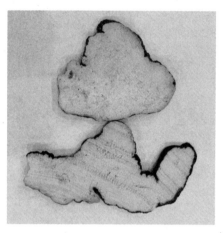

图 6-3　猪苓

猪苓为多孔菌科真菌猪苓的干燥菌核。主产于陕西、山西、河北、云南、河南等地。本品甘、淡，平。归肾、膀胱经。具有利水渗湿的功效。《神农本草经》记载本品"主痎疟、解毒……利水道"。猪苓中主要含有多糖类、甾体类、非甾体类、氨基酸类、维生素类、无机元素类等。其中倍半萜类化合物也是其发挥药效的主要成分之一。现代药理研究表明猪苓具有利尿、抗肿瘤、抗炎、抗氧化、免疫调节、保肝、抑菌、抗突变、抗辐射等多种药理作用。

猪苓（图 6-3）利水渗湿的功效主要用于治疗水湿停滞所致的水肿，临床常与茯苓、泽泻、滑石、阿胶等组成猪苓汤，滋阴清热利水，用于治疗水与热互结于下焦所致的泌尿系统的疾病，如肾病综合征、肾炎、尿血、尿道炎、尿路感染、肾结石等，方中以猪苓、茯苓甘淡平，同为君药，两药合用增强利水渗湿之效；泽泻、滑石甘淡寒，共为臣药，既能增强君药利水渗湿之效，又能清热通淋；阿胶为佐药，补血止血，滋阴润燥；全方泻中有补，寓补于泻，使水去热无所依，利水无伤阴之嫌，滋阴无助湿之虞，可用于治疗少阴阴虚有热，或邪热伤阴，水与热互结于下焦，以小便不利、口渴、心烦不眠、身热、舌红、脉细数为证治要点。

猪苓与茯苓皆甘淡性平，都能利水渗湿，对于水肿、小便不利、淋证等水湿内停者，常相须为用。但猪苓仅有利水渗湿之功，且利水作用较茯苓强；茯苓利中有补，能健脾补中，宁心安神，用于脾虚湿盛所致腹泻、便溏、食少等以及失眠、健忘等。

猪苓用量一般为 6～12g，煎服。

猪苓淡渗，大燥亡津液，无湿证勿服猪苓。

泽　泻

《神农本草经》

泽泻（图 6-4）为泽泻科植物泽泻的干燥块茎。主产于福建、四川等地。本品甘、淡，寒。归肾、膀胱经。具有利水渗湿，泄热，化浊降脂的功效。《药性论》记载泽泻"主肾虚精自出，治五淋，利膀胱热，宣通水"。泽泻中主要含有三萜和倍半萜，其他还有糖类、含氮化合物、苯丙素类、黄酮类、甾体类、二萜类等。现代药理研究表明泽泻具有利尿、抗尿石、抗动脉粥样硬化、抗肾炎、免疫调节和肝保护等多种药理作用。

泽泻利水渗湿的功效主要用于治疗水湿停滞所致的水肿、小便不利、泄泻尿少等症，临床常与茯苓、猪苓、白术、桂枝等合用组成五苓散，利水渗湿、温阳化气，治疗膀胱气化不利之蓄水证。

泽泻主要通过利小便以泄热，常用于治疗下焦湿热所致的热淋涩痛、遗精等症，临床常与木通、滑石、淡竹叶、车前子等药同用。

现代研究发现泽泻还具有降血脂、抗动脉粥样硬化的作用，常用于治疗高脂血症，临床常与决明子、荷叶、红曲等药同用。

泽泻用量一般为6～10g，煎服。

肾虚滑精人群忌服泽泻；无湿热人群忌服泽泻。

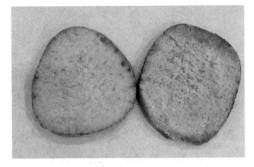

图6-4 泽泻

车 前 子

《神农本草经》

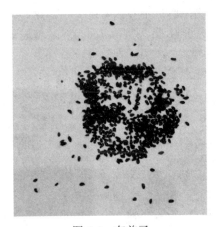

图6-5 车前子

车前子（图6-5）为车前科植物车前或平车前的干燥成熟种子。本品甘，寒。归肝、肾、肺、小肠经。具有清热利尿通淋，渗湿止泻，明目，祛痰的功效。《神农本草经》记载本品"主气癃，止痛，利水道小便，除湿痹"。车前子中主要含有苯乙醇苷类、环烯醚萜类、黄酮类、生物碱类和多糖类等化合物。现代药理研究表明车前子具有利尿、免疫调节、抗氧化、降血脂、抗炎、抗病毒、降血糖和抗衰老等多种药理作用。

车前子清热利尿通淋的功效主要用于治疗热淋、小便淋沥涩痛，临床常与瞿麦、萹蓄、滑石、山栀子、甘草、木通、大黄等配伍组成八正散，清热泻火，利水通淋，用于治疗湿热淋证。

车前子还有渗湿止泻的功效，可以分清浊、利小便，进而止泻，即"利小便以实大便"。另外本品还具有清肝明目等功效，对肝热所致的目赤肿痛及目暗昏花常用。

现代研究发现车前子还具有降血压的作用，尤其是伴有体胖、下肢水肿等症状的高血压，本品常与茺蔚子、茯苓、泽泻、益母草等配伍，降压，同时减轻水肿，共奏活血、渗湿、利水之效。

车前子用量一般为5～15g，包煎；或入丸、散剂。外用：适量，水煎洗或研末调敷。

阳气下陷、肾虚遗精及内无湿热者禁服；孕妇慎用。

通 草

《本草拾遗》

通草为五加科植物通脱木的干燥茎髓。主产于贵州、四川、湖北、湖南、广西、云南

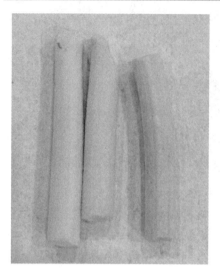

图 6-6　通草

等地。本品甘、淡，微寒。归肺、胃经。具有清热利尿，通气下乳的功效。《日华子本草》记载通草"明目，退热，催生，下胞，下乳"。通草中主要含有三萜及其三萜皂苷类化合物，此外还含有甾苷、黄酮类、苯衍生物类、神经酰胺类及微量元素等成分。现代药理研究表明通草具有保护胃黏膜、抗胃溃疡、促进肠胃功能、镇吐、抑菌、抗氧化、抗炎和抗肿瘤等多种药理作用。

通草（图 6-6）清热利尿的功效主要用于治疗湿热淋证，临床常与滑石、冬葵子、金钱草、海金沙等配伍使用。

通草常用于通气下乳，治疗产后乳汁不畅或不下，临床常与穿山甲、王不留行、路路通、漏芦等同用。

通草与小通草功用相近，均可同用于治疗小便不利、尿路感染、乳汁不下。通草别名大通草，李时珍曰："今之通草，乃古之通脱木也。"来源为五加科植物通脱木的干燥茎髓。小通草来源为旌节花科植物中国旌节花、喜马山旌节花和山茱萸科植物青荚叶的干燥茎髓，别名为实心通草、通草棍。因形似通草但细瘦而得名，与通草功效相似。

明清以前的医书中所记载的通草是木通，与现在的通草完全不同，今之通草，古书称为"通脱木"。

通草用量一般为 3～5g，煎服。

阴阳两虚人群禁用；内无湿热慎服；孕妇慎用。

瞿　麦

《神农本草经》

瞿麦（图 6-7）为石竹科植物瞿麦或石竹的干燥地上部分。主产于河北、辽宁等地。本品苦，寒。归心、小肠经。具有利尿通淋，活血通经的功效。《日华子本草》记载瞿麦"催生，治月经不通，破血块，排脓"。瞿麦中主要含有花色苷、水杨酸甲酯、丁香油酚、维生素 A 样物质、皂苷、糖类等成分。现代药理研究表明瞿麦具有免疫、抑菌、杀虫、利尿、抗脂质过氧化、溶血、兴奋子宫等多种药理作用。

瞿麦利尿通淋的功效主要用于治疗淋证所致的小便不通、淋沥涩痛，临床常与车前子、萹蓄、滑石、山栀子、甘草、木通、大黄等配伍组成八正散，清热泻火，利水通淋，用于治疗湿热淋证。本品还

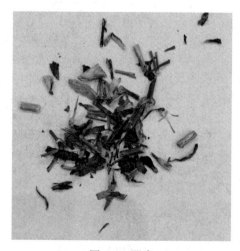

图 6-7　瞿麦

可与瓜蒌根、茯苓、山药、附子配伍组成瓜蒌瞿麦丸，化气、利水、润燥，治疗寒热错杂、上燥下寒、阴阳两虚所致的小便不利、消渴、水肿等症。

瞿麦活血通经的功效常用于治疗经闭和月经不调，临床常与益母草、桃仁、鸡血藤、红花等同用。

瞿麦用量一般为9～15g，煎服。

脾肾气虚者及孕妇慎用。

地 肤 子

《神农本草经》

地肤子（图6-8）为藜科植物地肤的干燥成熟果实。主产于河北、山西、山东等地。本品辛、苦，寒。归肾、膀胱经。具有清热利湿，祛风止痒的功效。《神农本草经》记载地肤子"主膀胱热，利小便"。地肤子中主要含有萜类及其皂苷、挥发油等化合物。其中倍半萜类化合物也是其发挥药效的主要成分之一。现代药理研究表明地肤子具有抗病原微生物、抗炎、抗过敏、降血糖和抗胃黏膜损伤等多种药理作用。

地肤子清热利湿的功效主要用于治疗膀胱湿热所致的小便不利，淋沥涩痛之症。

地肤子祛风止痒的功效，临床常用于治疗阴痒带下、风疹、湿疹、皮肤瘙痒等皮肤病。地肤子具有抗病原微生物、抗炎、抗过敏的药

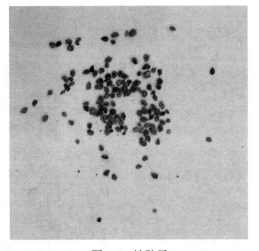

图6-8 地肤子

理作用，临床常与苦参、龙胆草、白鲜皮、蝉蜕、黄柏等配伍，煎汤内服或外洗患处，外洗时还常配伍花椒、百部、蛇床子等。

地肤子用量一般为9～15g，煎服，外用适量，煎汤熏洗。

脾胃虚寒者忌服。

石 韦

《神农本草经》

石韦（图6-9）为水龙骨科植物庐山石韦、石韦或有柄石韦的干燥叶。全国大部分地区均产。本品味甘、苦，微寒。归肺、膀胱经。具有利尿通淋，清肺止咳，凉血止血的功效。《神农本草经》记载石韦"主劳热邪气，五癃闭不通，利小便水道"。石韦中主要含有多糖、黄酮类、三萜类、挥发油类和多酚类等化学成分。现代药理研究表明石韦具有降低血糖、抗氧化、

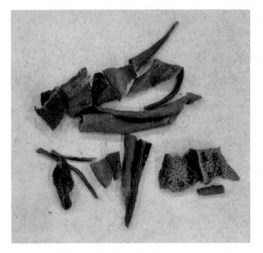

图 6-9　石韦

抗炎利尿、护肾、增强免疫、促进伤口愈合、镇咳祛痰、抑菌等多种药理作用。

石韦利尿通淋的功效主要用于治疗淋证,尤其是血淋,对膀胱湿热见小便淋沥涩痛诸淋者,也常应用。用于血淋时,临床常与茜草、蒲黄、小蓟等配伍使用。

石韦凉血止血的功效主要用于治疗血热妄行所导致的吐血、尿血、崩漏等症。现代研究发现石韦中的黄酮类物质具有抗氧化、抗炎和促进伤口愈合等多种药效作用,临床常与侧柏叶、栀子、白茅根等药配伍治疗血热妄行所致的出血。

石韦用量一般为 6～12g,煎服。

阴虚及无湿热者忌服石韦。

萆　薢

《中华本草》

萆薢(图 6-10)为薯蓣科植物绵萆薢、福州薯蓣或粉背薯蓣的干燥根茎。前两种称"绵萆薢",主产于浙江、福建;后一种称"粉萆薢",主产于浙江、安徽、江西、湖南。本品平,苦。归肾经、胃经。具有利湿浊、祛风通痹的功效。《神农本草经》记载萆薢"主腰背痛,强骨节,风寒湿周痹,恶疮不瘳,热气"。萆薢中主要含有甾体类、二芳基庚烷类、木脂素类、三萜皂苷类、黄酮类和香豆素类等成分,其中甾体皂苷类成分是其主要成分,也是其发挥药理活性的主要物质。现代药理研究表明萆薢具有降尿酸、保护肾脏、抗炎镇痛、免疫调节及抗骨质疏松等多种药理作用。

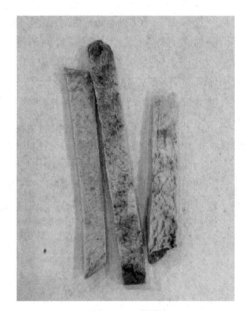

图 6-10　萆薢

萆薢祛风通痹的功效主要用于治疗湿热下注膀胱所致的小便浑浊、带下等症。临床常与益智仁、石菖蒲、乌药等配伍组成萆薢分清饮(《杨氏家藏方》),或与黄柏、石菖蒲、茯苓、白术、莲子心、丹参、车前子配伍组成程氏萆薢分清饮(《医学心悟》),以上两方均治小便浑浊,方中皆以萆薢、菖蒲利湿化浊。但前者内含缩泉丸,其药性偏温,故偏于主治小便浑浊属下焦虚寒证;后者因配伍黄柏、车前子等,其药性偏凉,故偏于治疗下焦湿热而致小便浑浊之证。

萆薢祛风通痹的功效主要用于治疗风湿顽痹、腰膝疼痛、筋脉屈伸不利。临床常配伍补骨脂、续断、木瓜、牛膝、杜仲等药。

草薢用量一般为 9～15g，对于血尿严重者最大剂量可用至 60g，煎服。

肾虚阴亏者忌服。

茵　陈

《神农本草经》

茵陈为菊科植物滨蒿或茵陈蒿的干燥地上部分。主产于陕西、山西、河北等地。本品苦、辛，微寒。归脾、胃、肝、胆经。具有清利湿热，利胆退黄的功效。《神农本草经》记载茵陈"主风湿寒热邪气，热结黄疸"。茵陈中主要含有香豆素类、黄酮类、有机酸类、挥发油等化合物。其中倍半萜类化合物也是其发挥药效的主要成分之一。现代药理研究表明茵陈具有保护胃黏膜、抗胃溃疡、促进肠胃功能、镇吐、抑菌、抗氧化、抗炎和抗肿瘤等多种药理作用。

茵陈（图 6-11）清利湿热、利胆退黄的功效主要用于治疗脾胃肝胆湿热所致的黄疸尿少，本品为治疗黄疸的要药。茵陈及其成分主要通过增强胆囊收缩、增强肝细胞功能、促进胆汁分泌、增加胆红素和胆汁酸外排发挥利胆作用。茵陈还具有解热镇痛的作用，现代研究发现茵陈所含成分通过多个炎症通路或直接抑制痛觉感知通路（如 Na^+/Ca^{2+} 内流）发挥抗炎作用。本品治疗阳黄证时，常与栀子、大黄同配伍组成茵陈蒿汤，清热利湿、解毒退黄，用于治疗湿热黄疸，症见身热、面目周身黄如橘色、尿色黄赤、大便不畅、胸腹胀闷、口渴、苔黄腻、脉弦滑数者。现代研究发现茵陈蒿汤不仅在保护肝脏，改善其纤维化，利胆和保护心血管等方面具有一定的药理作用，还在保护胰腺组织、解热、镇痛消炎等方面

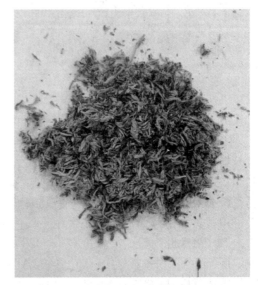

图 6-11　茵陈

显示出了一定的作用，同时又具有抗病原微生物的活性和抗癌的作用。治疗阴黄证时，常与附子、干姜、炙甘草等配伍组成茵陈四逆汤，温里助阳、利湿退黄，用于治疗黄疸之脾肾阳虚，寒湿发黄证。

另外治疗黄疸湿重于热时，本品还可与茯苓、猪苓、泽泻、桂枝等配伍组成茵陈五苓散，清热利湿、健脾化浊。现代研究显示，茵陈五苓散的化学成分主要是香豆素类、多糖类、萜类及挥发油等。具有抗脂质过氧化以及保肝退黄的作用，同时对化学物质导致的肝损伤具有一定的保护作用。

茵陈用量一般为 6～15g，治疗黄疸严重时可用至 30～120g。煎服。

非因湿热引起的发黄忌服茵陈。蓄血发黄者，禁用茵陈。

田 基 黄

《生草药性备要》

田基黄（图6-12）又称地耳草，黎药名为海靠什，为藤黄科植物地耳草的全草。在海南主要产于澄迈、昌江、白沙、儋州、万宁、三亚等地，另外在江西、福建、广东、广西、四川、湖南等地也有分布。本品苦、甘，凉。归肝、胆经。具有利湿退黄，清热解毒，活血消肿的功效。《生草药性备要》记载田基黄"治酒病，消肿胀，解蛊毒，敷大恶疮，理疳疮肿"。田基黄中主要含有黄酮类、色原烯类、二肽类、双苯吡酮类以及间苯三酚类衍生物等化合物。现代药理研究表明田基黄具有抑菌、抗病毒、抗肝损伤、抗氧化以及抑制癌细胞等多种药理作用。

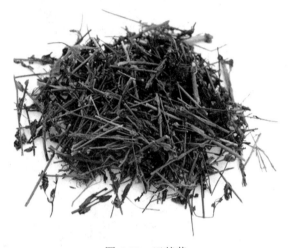

图6-12　田基黄

田基黄利湿退黄的功效主要用于治疗湿热黄疸。临床可单用本品煎水冲蜜糖服，或与茵陈、栀子、大黄、金钱草、虎杖等配伍使用。现代研究表明田基黄具有显著的保肝退黄作用，田基黄水提物对急性肝损伤模型血清 ALT、AST 活性升高有明显的抑制作用。田基黄水煮醇沉制剂具有明显的利胆作用，可使胆汁流量较给药前增加两倍以上，田基黄及其制剂对急性黄疸型和非黄疸型肝炎，以及迁延性和慢性肝炎等疾病有较好疗效，可明显降低胆红素、转氨酶等含量。

田基黄清热解毒的功效主要用于治疗肺痈或乳痈。临床可单用本品捣烂外敷患处，或煎水内服。治疗肺痈时，常与鱼腥草、冬瓜仁等配伍使用，治疗乳痈时常与灯笼草共捣烂取汁冲酒服。

田基黄用量一般为 15～30g，煎服。外用适量。

脾虚寒湿者慎用，孕妇忌服。

垂 盆 草

《本草纲目拾遗》

垂盆草（图 6-13）为景天科植物垂盆草的干燥全草。主产于浙江、江苏等地。本品甘、淡，凉。归肝、胆、小肠经。具有利湿退黄，清热解毒的功效。《本草纲目拾遗》记载垂盆草"性寒，消痈肿，治湿郁水肿"。又"治诸毒及烫烙伤，疗痈，虫蛇螫咬"。垂盆草中主要含有生物碱、氰苷、甾体及其苷类、黄酮及其苷类、三萜、挥发油、糖类等化合物。现代药理研究表明垂盆草具有护肝、抗肿瘤、免疫调节、抑制血管紧张素转化酶、增强肌力和抗炎等多种药理作用。

垂盆草利湿退黄的功效主要用于治疗湿热黄疸，小便不利，现代研究发现垂盆草有保肝作用，对于急性及慢性活动性肝炎，有降转氨酶功效。临床常与鸡骨草、虎杖、茵陈等配伍使用。

本品还有清热解毒的作用，对葡萄球菌、链球菌、伤寒杆菌、白念珠菌等均有抑制作用。临床常用于治疗痈肿疮疡、咽痛及毒蛇咬伤、烧烫伤等。可单用内服或外敷。

垂盆草用量一般为 15～30g，煎服，鲜品可用至 50～100g，外用适量，捣烂外敷。

脾胃虚寒者不宜重剂久服。

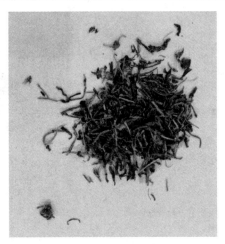

图 6-13　垂盆草

本章彩色图片

第七章 温里药

附子

《神农本草经》

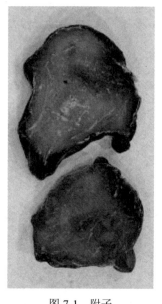

图 7-1 附子

附子（图 7-1）为毛茛科植物乌头的子根的加工品。主产于四川、陕西、湖北、湖南、云南等地。本品辛、甘，大热；有毒。归心、肾、脾经。具有回阳救逆，补火助阳，散寒止痛的功效。《神农本草经》记载附子"主风寒咳逆邪气，温中，金疮，破癥坚积聚，血瘕，寒湿踒躄，拘挛膝痛，不能行步"。附子中主要含有乌头类生物碱、多糖、皂苷等化合物。现代药理研究表明附子具有强心、抗心律失常、镇痛抗炎、免疫调节、抗肿瘤、抗衰老、降低胆固醇等多种药理作用。

附子回阳救逆的功效主要用于治疗亡阳虚脱，肢冷脉微。本品为"回阳救逆第一品药"，《本草汇言》称附子"凡属阳虚阴极之候，肺肾无热证者，服之有起死之殊功"。临床常与干姜、甘草同用组成四逆汤，附子和干姜都有辛、热的性能和散寒回阳的功效，是温里祛寒、回阳救逆的常用配伍药对，同时由于附子含有乌头碱成分，存在明显的心脏毒性和神经毒性，配伍干姜可以调控附子之偏性及毒性，减毒增效，以保证临床用药安全。现代研究发现附子与干姜配伍可以强心、抗脑缺血、调节血压、调节免疫与抗休克。

附子补火助阳的功效主要用于治疗肾阳虚衰所导致的阳痿、宫冷、虚寒吐泻、脏腑冷痛，阴寒水肿等症。如治疗阳虚外感风寒时，临床常与麻黄、细辛配伍组成麻黄附子细辛汤，温阳解表，用于治疗肾阳虚外感风寒，方中麻黄，辛温入太阳散表寒；附子有毒，辛热助阳温里；细辛辛温入太阳、少阴，在表可以发散风寒，助麻黄解表；在里可以鼓动阳气，助附子温经。三药合用共建温经散寒、助阳解表之功。

附子还有散寒止痛的功效，常用于治疗寒湿痹痛，《本草汇言》记载附子为"通关节之猛药也"，凡风寒湿痹周身骨节疼痛者均可用之。

附子用量一般为 3～15g，先煎，久煎，口尝至无麻辣感为度。

本品辛热燥烈，因此孕妇及阴虚阳亢者忌用。附子不宜与瓜蒌、半夏、贝母、天花粉、白蔹、白及同用。

干 姜

《神农本草经》

干姜（图 7-2）为姜科植物姜的干燥根茎，主产于四川、贵州、湖北、广东、广西等地。本品辛，热。归脾、胃、肾、心、肺经。具有温中散寒，回阳通脉，温肺化饮的功效。《神农本草经》记载干姜"主胸满咳逆上气，温中，止血，出汗，逐风湿痹，肠澼下痢。生者尤良"。干姜中主要含有挥发油和姜辣素类成分、二苯基庚烷等化合物。现代药理研究表明干姜具有抗氧化、解热抗炎、保肝利胆、抗肿瘤、抗消化性溃疡、改善局部血液循环等多种药理作用。

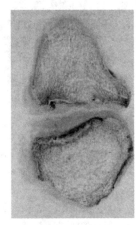

图 7-2 干姜

干姜温中散寒的功效主要用于治疗脾胃寒证，干姜为温里之主药。现代研究发现干姜及其提取物在抑制幽门螺杆菌、保护胃黏膜及镇静止痛方面起到了良好的抗消化性溃疡的作用。本品常与人参、白术、甘草等配伍组成理中丸，温中祛寒，补气健脾，治疗脾胃虚寒所致的自利不渴、呕吐腹痛、不欲饮食、中寒霍乱、阳虚失血、胸痹虚证、病后喜唾、小儿慢惊等。

干姜回阳通脉的功效主要用于治疗亡阳证，临床常与附子相须为用，如四逆汤。四逆汤组成成分包括附子、干姜和甘草，其中附子为君药，主回阳救逆；干姜为臣药，助附子回阳；甘草为佐使药，主和中益气，四逆汤的主要药理作用包括抗心力衰竭、抗心肌缺血、抗休克、抗肿瘤以及改善学习记忆能力等。

生姜和干姜均归脾、胃、肺经，均有温中散寒作用，可治疗中焦虚寒证。然而，两味药前者为辛温归为解表药类，长于发散风寒，亦可温中止呕、解毒；后者为辛热归为温里药类，具有温中散寒、回阳通脉、温肺化饮的功效。

干姜用量一般为 3～10g，煎服。

干姜辛热燥烈，故阴虚内热和血热妄行者忌服干姜；孕妇慎服。

吴 茱 萸

《神农本草经》

吴茱萸为芸香科植物吴茱萸、石虎或疏毛吴茱萸的干燥近成熟果实。主产于贵州、湖南、四川、云南、陕西等地。本品辛、苦，热；有小毒。归肝、脾、胃、肾经。具有散寒止痛，降逆止呕，助阳止泻的功效。《神农本草经》记载吴茱萸"主温中下气，止痛，咳逆寒热，除湿，血痹，逐风邪，开腠理"。吴茱萸中主要含有生物碱、柠檬苦素、萜类、挥发油、黄酮等成分，其中生物碱和柠檬苦素类化合物为其主要有效成分。现代药理研究表明吴茱萸对神经系统、免疫系统、消化系统、代谢系统、心脑血管系统均能产生影响，并具有抑菌、抗肿瘤的药理作用。

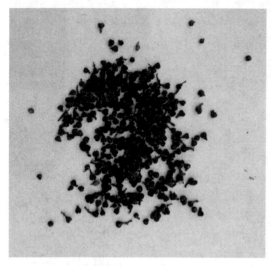

图 7-3　吴茱萸

吴茱萸散寒止痛的功效主要用于治疗肝寒气滞所致的厥阴头痛、经行腹痛、寒疝腹痛、寒湿脚气肿痛等症，吴茱萸为治肝寒气滞诸痛之主药，临床常与生姜、人参、大枣等配伍组成吴茱萸汤，温中补虚、降逆止呕，治疗肝胃虚寒、浊阴上逆证，对中焦虚寒、浊阴上逆所致的呕吐下利、手足厥逆、烦躁及头痛等多种病证，具有较好的治疗效果。

吴茱萸（图 7-3）降逆止呕的功效还常用于治疗呕吐，如治肝郁化火，肝胃不和所致的胁痛口苦、呕吐吞酸，常与黄连配伍组成左金丸，方中黄连具有清热燥湿、泻火解毒、清心除烦之效。吴茱萸具有散寒止痛、降逆止呕、助阳止泻的功效。两药相伍一温一寒，寒热并用、辛开苦降，具有清肝泻火、降逆止呕之良效。

吴茱萸还可助阳止泻，治疗脾肾阳虚所致的五更泄，临床常与补骨脂、肉豆蔻、五味子等配伍组成四神丸，温肾散寒、涩肠止泻，治疗肾阳不足所致的泄泻。

吴茱萸用量一般为 3～5g，煎服，外用适量。

本品辛热燥烈，故阴虚火旺者忌服，呕吐吞酸属胃火者不宜用。

本章彩色图片

第八章 理 气 药

陈 皮

《神农本草经》

陈皮（图 8-1）为芸香科植物橘及其栽培变种的干燥成熟果皮。主产于广东、广西、福建、四川、江西。本品苦、辛，温。归脾、肺经。具有理气健脾，燥湿化痰的功效。《神农本草经》记载陈皮"主胸中瘕热，逆气，利水谷，久服去臭，下气"。陈皮中主要含有川陈皮素、橙皮苷、新橙皮苷、橙皮素、黄酮类等化合物。现代药理研究表明陈皮具有抗炎、抗癌、抗氧化、降血脂、解痉平喘、稀化痰液等多种药理作用。

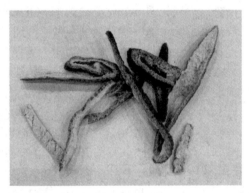

图 8-1　陈皮

陈皮理气健脾的功效主要用于治疗脾胃气滞、湿阻所致的脘腹胀满，食少吐泻，临床常与木香、砂仁、枳实等配伍使用；治疗寒湿阻滞脾胃者，常与苍术、厚朴、甘草、大枣、干姜等组成平胃散，燥湿运脾、行气和胃；治疗食积气滞时，临床常与山楂、神曲、枳实、槟榔等配伍组成保和丸，消食、导滞、和胃。

陈皮燥湿化痰的功效主要用于治疗湿痰咳嗽，本品为治湿痰、寒痰之要药。临床常与半夏、茯苓等配伍组成二陈汤，燥湿化痰、理气和中，治疗湿痰证。

陈皮、青皮均可理气除胀，但陈皮性缓，重在理脾肺之气，尤善理气调中；青皮性烈，偏入肝胆，善于疏肝破气，又能消积化滞，主治肝气郁滞所导致的乳房胀痛或结块、胁肋胀痛、疝气疼痛等症。

陈皮用量一般为 3～10g，煎服。

陈皮辛散苦燥，温能助热，故有实热、舌红少津者慎用。

枳 实

《神农本草经》

枳实为芸香科植物酸橙及其栽培变种或甜橙的干燥幼果。主产于四川、江西、湖南、湖北、

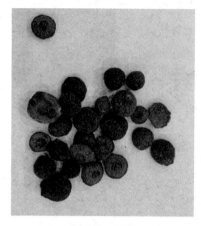

图8-2 枳实

江苏等地。本品苦、辛、酸，微寒。归脾、胃经。具有破气消积，化痰散痞的功效。《神农本草经》记载枳实"主大风在皮肤中如麻豆苦痒，除寒热结，止痢，长肌肉，利五脏，益气轻身"。枳实中主要含有生物碱、黄酮类、挥发油类等化合物。现代药理研究表明枳实具有改善胃肠功能、抗肿瘤、抗氧化、抗菌、抗炎、促进脂质代谢、抗抑郁、抗焦虑、降血糖等多种药理作用。

枳实（图8-2）破气消积的功效主要用于治疗胃肠积滞、气机不畅所致的痞满胀痛、泻痢后重、大便不通等症，其中治疗热结便秘，腹满胀痛时，常与大黄、芒硝、厚朴等配伍组成大承气汤，峻下热结；治疗脾胃虚弱，运化无力所致的食后腹胀时，临床常与白术配伍组成枳术丸，健脾消食，行气化湿；治疗湿热泻痢、里急后重时，常与大黄、黄芩、黄连、茯苓等配伍组成枳实导滞丸，针对食积湿热，体现"通因通用""轻法频下"，治疗湿热胶结于胃肠所致的脘腹胀满疼痛，排便黏腻不爽，里急后重，大便气味臭秽，舌红，苔黄腻，脉沉滑有力等症。使用枳实导滞丸时应体现"轻法频下"，即服药量应较小，次数不拘一日两次，使用时，结合脉证，以大便是否成形作为湿热是否去除标准，大便成形后不可再下，及时停药，中病即止，避免过服苦寒攻下之品而伤及脾胃。

枳实化痰散痞的功效主要用于治疗痰阻气滞，如治疗痰浊闭阻、胸阳不振所致的胸痹，胸中满闷、疼痛时，临床常与薤白、桂枝、厚朴、瓜蒌组成枳实薤白桂枝汤，通阳散结，祛痰下气，主治胸阳不振、痰浊阻滞的胸痹。方中枳实下气破结，消痞除满；厚朴燥湿化痰，下气除满，与枳实同用，具有宽胸散结、下气除满、通阳化痰之效；桂枝上达心胸，宣通阳气，下达中、下二焦，温化阴气，既通阳又降逆，使阴寒之气不致上逆、不致内结；瓜蒌涤痰散结，开胸通痹；薤白通阳散结，为治疗胸痹之要药。诸药合用，使胸阳得振，阴寒得消，气机舒畅，痰滞消散，诸症乃愈。

枳实和枳壳都是芸香科植物酸橙的果实，只是枳实是幼果，而枳壳是成熟的果实，枳壳性味、归经、功用与枳实同，但作用较缓和，长于行气开胸，宽中除胀。枳实行气的能力太强，因此它不适合体虚的人群使用。体虚人群应该选择药性温和的枳壳来行气治疗。

枳实用量一般为3～10g，煎服。

脾胃虚弱者及孕妇慎服。

木 香

《神农本草经》

木香为菊科植物木香的干燥根。原产于印度、缅甸、巴基斯坦，以广州进口的质量为最好，称为广木香。现主要产区为云南、四川、贵州以及湖北，其中以云南品质最优，名"云木香"。本品辛、苦，温。归脾、胃、大肠、三焦、胆经。具有行气止痛，健脾消食的功效。《日华子本草》记载木香"治心腹一切气，膀胱冷痛，呕逆反胃，霍乱泄泻痢疾，健脾消食，安胎"。

木香中主要含有挥发油、生物碱、树脂、菊糖及甾醇等化合物。现代药理研究表明木香具有改善胃肠功能、促进胆囊收缩、抗炎症、抗溃疡、抗肿瘤、改善心肌梗死及心绞痛等多种药理作用。

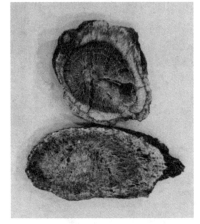

木香（图 8-3）行气止痛的功效主要用于治疗脾胃气滞所致的脘腹胀痛，食积不消，不思饮食，《本草纲目》记载"木香乃三焦气分之药，能升降诸气"。本品能通理三焦，尤善行脾胃之气滞，临床常与砂仁、醋香附、槟榔、陈皮、厚朴等配伍组成木香顺气丸，行气化湿，健脾和胃，治疗湿浊中阻、脾胃不和所致的胸膈痞闷、脘腹胀痛、呕吐恶心、嗳气纳呆等症。

木香行气止痛，健脾消食的功效还常用于治疗湿热泻痢，里急后重，临床常与黄连配伍组成香连丸，其中木香能行气止痛、健脾消胃，黄连与吴茱萸同炒后去吴茱萸，大苦大寒之性因与吴茱萸的炮制和温性之木香的合用而

图 8-3 木香

减轻，但其清热燥湿之功不受影响，二者配伍使湿热去肝脾和，诸症自愈。现代研究表明香连丸具有抗菌、抑制腹泻、抗胃溃疡及溃疡性结肠炎等多方面的药效作用。

木香用量一般为 3～10g，煎服，后下；或入丸、散。

本品辛温香燥，凡阴虚火旺者慎用。《得配本草》："脏腑燥热，胃气虚弱者禁用。"

川 楝 子

《神农本草经》

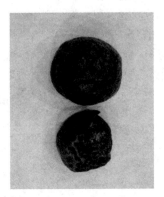

图 8-4 川楝子

川楝子（图 8-4），别称金铃子，为楝科植物川楝树的干燥成熟果实。主产于四川、甘肃、河南、湖北等地区，以四川产地质量上乘而得名。本品苦，寒；有小毒。归肝、小肠、膀胱经。具有疏肝泄热，行气止痛，杀虫的功效。《本草纲目》记载川楝子"楝实，导小肠膀胱之热，因引心包相火下行，故心腹痛及疝气为要药"。川楝子中主要含有楝烷型萜类、柠檬素类、挥发油类、黄酮类、酚酸类、长链脂肪酸类、甾体类、生物碱等化合物。现代药理研究表明川楝子具有驱虫、抗肉毒、抗肿瘤、抗病毒、抗菌消炎、抗氧化等多种药理作用。

川楝子疏肝泄热，行气止痛的功效常用于治疗肝郁化火所致的胸胁、脘腹胀痛，疝气疼痛，本品为治疗肝郁气滞疼痛之良药，尤善治肝郁化火诸痛。临床常与延胡索 1∶1 配伍组成金铃子散，活血散瘀、行气镇痛，用于治疗胸痛和脘腹疼痛等。

川楝子杀虫的功效主要用于治疗虫积腹痛，本品既能杀虫，又能行气止痛。治蛔虫等引起的虫积腹痛，临床常与槟榔、使君子等配伍同用。其作用机制为麻痹蛔虫神经节，使蛔虫呈现间歇性痉挛收缩，最终导致蛔虫萎缩、变形死亡。另外本品还可外用，杀虫疗癣，治头癣、秃

疮等症，可单用本品焙黄研末，以油调膏，外涂。

川楝子用量一般为5～10g，煎服，行气止痛时炒用，杀虫时生用，外用适量。

本品苦寒且能致便溏，故脾胃虚寒者慎用。

乌　药

《本草拾遗》

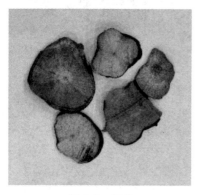

图8-5　乌药

乌药（图8-5）为樟科植物乌药的干燥块根。主产于浙江、安徽、湖南、湖北等地。本品辛，温。归肺、脾、肾、膀胱经。具有行气止痛，温肾散寒的功效。《本草衍义》记载"乌药和来气少，走泄多，但不甚刚猛，与沉香同磨作汤，治胸腹冷气，甚稳当"。乌药中主要含有呋喃倍半萜及内酯、挥发油、黄酮、异喹啉生物碱等化合物。现代药理研究表明乌药具有抗炎、镇痛、抗风湿、抗氧化、抗肿瘤、抗菌、抗疲劳、保护肝脏、保护心血管、调节胃肠运动等多种药理作用。

乌药行气止痛，温肾散寒的功效主要用于治疗寒凝气滞所致的胸腹胀痛，气逆喘急，疝气疼痛，经寒腹痛等症，本品能治三焦寒凝气滞疼痛。如治寒疝腹痛时，常与小茴香、青皮、高良姜、槟榔、川楝子、巴豆等配伍组成天台乌药散，散寒凝、行气滞、止疼痛，治疗寒凝气滞而致的小肠疝气、小腹牵引睾丸疼痛。现代药理研究表明，木香、小茴香、高良姜、乌药等药中含多种挥发油，有较强的止痛、促进肠蠕动作用；槟榔含有槟榔碱，川楝子含挥发油性脂肪酸，止痛效果明显。除与生殖系统有关的疾病，对肠道的某些痉挛绞痛病症、胃及十二指肠溃疡、睾丸鞘膜积液、附睾炎、睾丸炎、精索炎、附件炎、小肠病气、慢性胃炎等也有很好的疗效。

乌药温肾散寒的功效还常用于治疗肾阳不足，膀胱虚冷所致的遗尿尿频，临床常与益智仁、山药等配伍组成缩泉丸，补肾缩尿，治疗肾虚所致的小便频数，夜间遗尿。

乌药用量一般为6～10g，煎服。

气虚及内热证患者禁服乌药，孕妇慎服乌药。

佛　手

《本草图经》

佛手为芸香科植物佛手的干燥果实。主产于四川、广东等地。本品辛、苦、酸，温。归肝、脾、胃、肺经。具有疏肝理气，和胃止痛，燥湿化痰的功效。《本草纲目》记载佛手"煮酒饮，治痰气咳嗽。煎汤，治心下气痛"。佛手中主要含有挥发油、黄酮类、多糖、氨基酸、矿物质、香豆素类、多酚、蛋白质及维生素等成分。现代药理研究表明佛手具有抗抑郁、抗炎、抗菌、抗癌、抗肿瘤、降血压、抗衰老等多种药理作用。

佛手（图 8-6）疏肝理气，和胃止痛的功效主要用于治疗肝胃气滞及肝胃不和所致的胸胁胀痛，脘腹痞满等，临床常与柴胡、枳壳、香附、郁金等配伍使用。

佛手还能理气和中止痛，治疗脾胃气滞所导致的脘腹胀痛、呕恶食少等症，临床常与木香、香附、砂仁、枳壳等配伍使用。

另外佛手还可燥湿化痰，用于治疗湿痰咳嗽、痰多胸闷等症。

古代本草中"佛手（柑）""香橼""枸橼""香圆""柑橼"等名称经常混用。直至明清时期，才逐渐从形态、性味及功效上将佛手与香橼区分。二者功效相似，均可理气化痰，但佛手治呕的功能大于香橼，而香橼化痰的作用胜于前者。

佛手用量一般为 3～9g，煎服。

阴虚有火人群不宜用；久痢气虚人群不宜用；无气滞症状人群慎服。

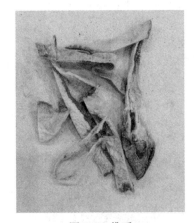

图 8-6　佛手

素 馨 花

《本草纲目》

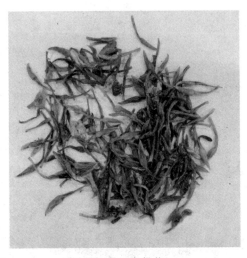

图 8-7　素馨花

素馨花（图 8-7）为木犀花科植物素馨的干燥花蕾或已开放的花。主产于云南、广东、福建、台湾、四川、浙江等地。本品味甘，平，归肝经。具有疏肝解郁，行气止痛的功效。《岭南采药录》记载素馨花"解心气郁痛，止下痢腹痛"。素馨花中主要含有环烯醚萜苷、黄酮苷及三萜皂苷类等化合物。现代研究表明素馨花具有抑制乙肝病毒活性的药理作用。

素馨花疏肝解郁、行气止痛的功效主要用于治疗肝郁气滞、肝胃不和所导致的胸胁脘腹胀痛。临床常与柴胡、香附、玫瑰花、郁金等配伍使用。

素馨花行气止痛的功效还可以用于治疗肝癌、胃癌、肠癌引起的疼痛。

另外素馨花还有护肤美容的功效，临床可将素馨花 6～9g，水煎服或泡茶饮；也可煎水外洗。

素馨花用量一般为 5～10g；或代茶饮；外用适量。

阴虚火旺者慎服。

玫 瑰 花

《食物本草》

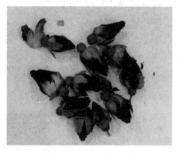

图 8-8 玫瑰花

玫瑰花（图 8-8）为蔷薇科植物玫瑰的干燥花蕾。主产于江苏、浙江等地。本品甘、微苦，温。归肝、脾经。具有行气解郁，和血，止痛的功效。《药性考》记载玫瑰花"行血破积，损伤瘀痛"。玫瑰花中主要含有挥发油、黄酮、多糖、酚酸等化合物。现代药理研究表明玫瑰花具有抗肿瘤、抗病毒、治疗心血管疾病及保健、抗衰老等多种药理作用。

玫瑰花行气解郁的功效主要用于治疗肝胃不和所导致的胸胁脘腹胀痛，呕恶食少，《本草正义》云："玫瑰花，香气最浓，清而不浊，和而不猛，柔肝醒胃，流气活血，宣通窒滞而绝无辛温刚燥之弊，断推气分药之中，最有捷效而最为驯良者，芳香诸品，殆无其匹。"临床常与素馨花、香附、郁金等配伍使用。

玫瑰花疏肝行气止痛的功效主要用于治疗经前乳房胀痛，《随息居饮食谱》记载"玫瑰调中活血，舒郁结，辟秽，和肝，酿酒可消乳癖"。可单用或与柴胡、当归、川芎、白芍等配伍。

玫瑰花还有活血止痛的功效，可以用于治疗跌打损伤，瘀肿疼痛等症。

玫瑰花用量一般为 3～6g，煎服。

阴虚火旺者慎服。

九 香 虫

《本草纲目》

九香虫（图 8-9）为蝽科昆虫九香虫的干燥体。主产于云南、四川、贵州等地。本品咸，温。归肝、脾、肾经。具有理气止痛，温肾助阳的功效。《本草纲目》记载九香虫"主治膈脘滞气，脾肾亏损，壮元阳"。九香虫中主要含有蛋白质、脂肪油、甲壳质、维生素、微量元素、总磷脂、尿苷、尿嘧啶、黄嘌呤、次黄嘌呤、黄酮类化合物等成分。现代药理研究表明九香虫具有抗菌、抗氧化、抗凝血、抗溃疡、抗疲劳、抗生殖损伤等多种药理作用。

九香虫理气止痛的功效主要用于治疗胃寒胀痛和肝胃气痛，其中治疗胃寒胀痛时，可与干姜、高良姜、木香、陈皮等同用；治疗肝郁气滞之胸胁胀痛，或肝胃不和之胃脘疼痛时，可与川楝子、延胡

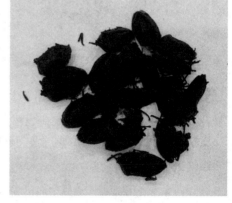

图 8-9 九香虫

索、香附、郁金等同用。

九香虫温肾助阳的功效主要用于治疗肾阳不足、命门火衰所致的阳痿宫冷、腰膝冷痛等症，可单用或与仙茅、淫羊藿、巴戟天等配伍使用。

九香虫用量一般为 3～9g，煎服。

阴虚阳亢者慎服。

本章彩色图片

第九章 消 食 药

山 楂

《本草经集注》

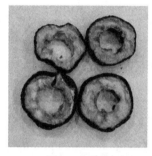

图 9-1 山楂

山楂（图 9-1）为蔷薇科植物山里红的干燥成熟果实。主产于山东、河南、河北、辽宁等地。本品酸、甘，微温。归脾、胃、肝经。具有消食健胃，行气散瘀，化浊降脂的功效。《本草纲目》记载山楂"化饮食，消肉积，癥瘕，痰饮痞满吞酸，滞血胀痛"。山楂中主要含有黄酮类、三萜类、多糖、维生素 C 及有机酸等成分。现代药理研究表明山楂具有降压、降脂、抗动脉粥样硬化、抗心律失常、抗心肌缺血、抑制脑细胞凋亡、双向调节胃肠道蠕动、促进消化酶的分泌、保护肝脏、降低血糖、防治糖尿病并发症、抗菌、抗肿瘤等多种药理作用。

山楂消食健胃的功效主要用于治疗各种饮食积滞，尤其是油腻肉食所致的积滞。现代研究发现山楂对胃肠道的异常蠕动具有双向调节作用，于便秘者可促进胃肠蠕动，于腹泻者可减缓胃肠蠕动。临床可单用，也可与炒麦芽、炒莱菔子、神曲等配伍使用。

山楂行气散瘀的功效主要用于治疗泻痢腹痛、疝气疼痛，其中用于止泻止痢时，需炒用。

山楂还有活血化瘀的功效，可用于治疗血瘀经闭及痛经，临床常用于治疗产后瘀阻腹痛、恶露不尽或血滞痛经、经闭。

另外山楂还常用于化浊降脂，现代研究发现山楂可以抑制脂类沉积，降低血中胆固醇，抗脂肪肝，临床可单用或与泽泻、荷叶、丹参、葛根等配伍使用。

山楂用量一般为 10～15g，煎服。生山楂、炒山楂偏于消食散瘀；焦山楂偏于止泻痢。

脾胃虚弱及孕妇慎服。胃酸分泌过多者慎用。

鸡 内 金

《神农本草经》

鸡内金为雉科动物家鸡的干燥沙囊内壁。全国各地均产。本品甘，平。归脾、胃、小肠、膀胱经。具有健胃消食，涩精止遗，通淋化石的功效。《神农本草经》记载鸡内金"主泄利"。鸡内金中主要含有蛋白质、多糖、氨基酸和微量元素等成分。现代药理研究表明鸡内金具有刺激肠胃运动，改善血脂、血液流变学，抑制肌瘤生长和保护心肌等多种药理作用。

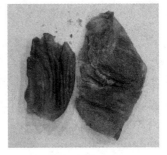

图 9-2　鸡内金

鸡内金（图 9-2）健胃消食的功效主要用于治疗食积不消，呕吐泻痢等症，本品是鸡之脾胃，善化瘀积，健脾化食。且鸡内金富含稀盐酸，因此可以消化石、铁、铜等。本品可单味研末服用，也可与山楂、麦芽、神曲等配伍使用。鸡内金涩精止遗的功效主要用于治疗遗精、遗尿，临床常与菟丝子、女贞子、覆盆子、桑螵蛸等配伍使用。

鸡内金还可通淋化石，用于治疗石淋。现代常与海金沙、金钱草、虎杖等配伍治疗石淋或胆结石。

鸡内金不但长于消脾胃之积，还可消其他脏腑之积，对于女子癥瘕也可服本品治疗。

鸡内金用量一般为 3～10g，煎服，或研末服，每次 1.5～3g。

脾虚无积滞人群慎用。

本章彩色图片

第十章 驱 虫 药

使 君 子

《开宝本草》

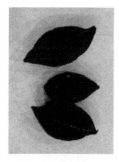

图 10-1 使君子

使君子（图 10-1）别名留求子，为使君子科植物使君子的干燥成熟果实。主产于湖南、江西、福建、台湾、广东、广西、云南、贵州、四川等地。本品甘，温。归脾、胃经。具有杀虫消积的功效。《开宝本草》记载使君子"主小儿五疳，小便白浊，杀虫，疗泻痢"。使君子中主要含有氨基酸、有机酸、脂肪酸、蔗糖等化合物。现代药理研究表明使君子具有驱虫、消疳积作用，对蛔虫、蛲虫有良好的驱杀作用。

使君子杀虫的功效主要用于治疗蛔虫病、绦虫病及虫积腹痛，《本草正》称其"专杀蛔虫"，为驱蛔要药，尤宜于小儿蛔虫病。轻证可以单用本品炒香嚼服；重证可与苦楝皮、槟榔等配伍使用。

使君子还可以治疗小儿疳积，临床常与山楂、神曲、麦芽、槟榔等配伍使用。

使君子用量一般为9～12g，捣碎入煎剂，小儿用量酌减。

使君子毒性较小，主要毒性反应为胃肠刺激及过敏性紫癜，属小毒之品。大量服用可致呃逆、眩晕、呕吐、腹泻等反应。若与热茶同服，亦能引起呃逆、腹泻，故服用时忌饮浓茶。

本章彩色图片

第十一章 止 血 药

地 榆

《神农本草经》

地榆（图 11-1）为蔷薇科植物地榆或长叶地榆的干燥根。前者产于黑龙江、吉林、辽宁、内蒙古、山西。后者习称"绵地榆"，主产于安徽、江苏、浙江、江西等地。本品苦、酸、涩，微寒。归肝、大肠经。具有凉血止血，解毒敛疮的功效。《神农本草经》记载："地榆，主妇人乳痓痛，七伤带下病，止痛。除恶肉，止汗、疗金创。"地榆中主要含有鞣质及酚酸类、皂苷、黄酮和多糖，除此之外还有少量的有机酸、甾体及蒽醌类化合物。现代药理研究表明地榆具有止血、抗炎、抗菌、抗肿瘤及增强免疫等多种药理作用。

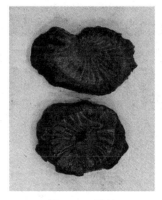

图 11-1 地榆

地榆凉血止血的功效主要用于治疗血热所导致的便血、痔血、血痢、崩漏等症，临床常与生地黄、茜草、苎麻根、黄芩、槐花等配伍使用。

地榆解毒敛疮的功效主要用于治疗水火烫伤、痈肿疮毒、湿疹等症，地榆为治烧烫伤之要药，可单味研末麻油调敷，或与紫草、冰片等配伍使用。

另外地榆升白片是由地榆一味药组成的纯中药制剂，它主要由地榆皂苷、鞣质组成，具有益气养血以及补肾化瘀的作用。除此之外它还能够刺激骨髓造血，使造血干细胞不断地增殖分化，使血细胞的生成数量增加等，可以很好地提高白细胞减少症患者的白细胞水平。

地榆用量一般为 9～15g，煎服。也可外用适量，研末涂敷患处。止血多炒炭用，解毒敛疮多生用。

地榆性寒酸涩，虚寒者忌服。

侧 柏 叶

《名医别录》

侧柏叶为柏科植物侧柏的干燥枝梢及叶。全国大部分地区均产。本品苦、涩，寒。归肺、肝、脾经。具有凉血止血，化痰止咳，生发乌发的功效。《名医别录》记载侧柏叶"主吐血、

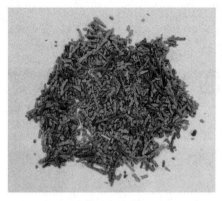

图 11-2　侧柏叶

衄血、血痢、崩中赤白。轻身益气，令人耐寒暑，去湿痹，生肌"。侧柏叶中主要含有萜类、挥发油类、黄酮类及鞣质类等化合物。现代药理研究表明侧柏叶具有促进毛发生长、抗肿瘤、抗菌、抗炎、抗氧化、止血、抑制络氨酸酶等多种药理作用。

侧柏叶（图 11-2）凉血止血的功效主要用于治疗吐血、衄血、咳血、便血、崩漏下血，本品为治各种出血证之要药，尤以血热者为宜。研究发现侧柏叶经过炒炭炮制加工后止血作用增强，推测炭品中的槲皮素有利于止血的作用。

侧柏叶化痰止咳的功效主要用于治疗肺热咳嗽、咯痰黄稠，临床常与枇杷叶、桑叶、浙贝母、瓜蒌等药配伍使用。

侧柏叶生发乌发的功效主要用于治疗血热脱发，须发早白。现代研究发现侧柏叶总黄酮可以激活毛母细胞，恢复毛囊生机使毛发生长能力不强、退化的毛囊开始生长，另外总黄酮具有加速血液循环从而为毛囊补充足够营养成分的作用。

侧柏叶用量一般为 6～12g，煎服；也可外用，适量。本品生用宜化痰止咳，炒炭多用于止血。

久服、多服，易致胃脘不适及食欲减退。

三　七

《本草纲目》

三七（图 11-3）为五加科植物三七的干燥根和根茎，有"南方人参"之称。主产于云南、广西等地，其中云南文山是中国三七的主要产地。本品甘、微苦，温。归肝、胃经。具有散瘀止血，消肿定痛的功效。《本草新编》记载："三七根，止血之神药也，无论上中下之血，凡有外越者，一味独用亦效，加入补血补气药之中则更神。盖止药得补而无沸腾之患，补药得止而有安静之休也。"三七中主要含有皂苷类、黄酮类、挥发油类、氨基酸类、多糖类以及各种微量元素等成分。现代药理研究表明三七具有活血化瘀、止血、抗血栓、消肿止痛、抗炎保肝、抗心绞痛、抗肿瘤等多种药理作用。

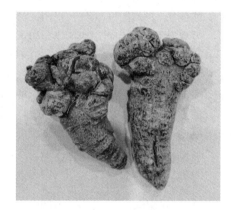

图 11-3　三七

三七散瘀止血的功效主要用于治疗咳血、吐血、便血、尿血、崩漏、外伤出血，本品有"止血金不换"和"止血神药"之称，具有止血不留瘀，化瘀不伤正的特点，对人体内外各种出血，无论有无瘀滞均可应用。现代研究发现三七的不同制剂和不同给药方式针对不同种类的动物均表现出较高的止血功效，且可散瘀血，达到止血不留瘀的效果。三七止血的有效成分主要是三七素，可溶于水，是一种特殊的氨基酸类物质，可有效促使血小板数量增加，诱导其大量释放花生四烯酸、血小板凝血因子Ⅲ等凝血物质，缩短凝血时间，并且三七素还可增强组胺诱导的主动脉收缩，进而产生止血作用。

三七消肿定痛的功效主要用于治疗血滞胸腹刺痛，跌扑肿痛，本品为伤科要药，兼具活血和抗血栓作用，《本草从新》中记载"三七甘苦微温，散血定痛，治吐血、血痢和血崩，目赤痈肿。为金疮杖疮要药"。现代药理学研究发现，三七活血的有效成分主要是三七皂苷，可抑制血小板聚集、过氧化物生成以及白细胞黏附，降低血液黏度，扩张血管，改善机体微循环，进而达到活血和抗血栓的目的。目前三七已经广泛应用于老年性紫癜、下肢静脉血栓、心绞痛、心瓣膜病变术后血栓形成、弥散性血管内凝血等疾病的治疗和预防中，并取得较好的临床疗效。

另外炮制后的熟三七还具有补血的功效，熟三七可辅助治疗癌性贫血、外科或骨科术后贫血、化疗导致的白细胞减少等血虚证。

三七用量一般为 3～9g，煎服；本品也常研末吞服，一次 1～3g；外用适量。三七的止血作用往往与剂量有关，小剂量应用表现为止血作用，大剂量应用则表现为活血作用。同时由于三七素的稳定性差，在加热时易被破坏，故三七生用时止血效果较好。

孕妇慎用。阴虚血热之出血不宜单用。

茜 草

《神农本草经》

茜草（图 11-4）为茜草科植物茜草的干燥根及根茎。主产于安徽、江苏、山东、河南、陕西等地。本品苦，寒。归肝经。具有凉血，祛瘀，止血，通经的功效。《神农本草经》记载茜草"主寒湿风痹，黄疸，补中"。茜草中主要含有蒽醌类和萘醌类化合物，此外还含有环己肽类、萜类、多糖类和微量元素等成分。现代药理研究表明茜草具有止血、镇痛抗炎、免疫调节、抗肿瘤、抗衰老、降低胆固醇等多种药理作用。

茜草凉血止血的功效主要用于治疗吐血、衄血、崩漏以及外伤出血。本品既能凉血止血，又能化瘀止血，故在临床上擅长治疗血热夹瘀的出血。

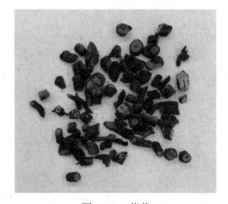

图 11-4 茜草

茜草活血通经的功效主要用于治疗瘀阻经闭，风湿痹痛，跌扑肿痛，为妇科调经要药，治风湿痹证时，可单用浸酒服，也可与青风藤、海风藤、延胡索等药配伍使用。

茜草用量一般为 6～10g，煎服。茜草生用能行血活血、消瘀通经，炒炭后其寒性降低，药性收敛，止血作用增强。

脾胃虚寒及无瘀滞者慎服；孕妇慎用。

蒲 黄

《神农本草经》

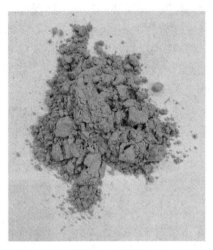

图 11-5 蒲黄

蒲黄（图 11-5）为香蒲科植物水烛香蒲、东方香蒲或同属植物的干燥花粉。主产于浙江、江苏、山东、安徽、湖北等地。本品甘，平。归肝、心包经。具有止血，化瘀，利尿通淋的功效。《神农本草经》记载蒲黄"主心腹膀胱寒热，利小便，止血，消瘀血。久服轻身益气力"。蒲黄中主要含有黄酮类、甾醇类、烷烃类、有机酸类、多糖类以及鞣质等化合物。现代药理研究表明蒲黄具有镇痛、抗凝促凝、促进血液循环、保护高脂血症所致的血管内皮损伤、增强免疫力等多种药理作用。

蒲黄止血的功效主要用于治疗吐血、衄血、咳血、崩漏、外伤出血，本品为止血行瘀之良药，有止血不留瘀的特点，可单用冲服，亦可配伍其他止血药。如治疗崩漏、经期延长，用炒蒲黄配伍苎麻根、黄芪、升麻、当归、益母草益气养血，化瘀止血。

蒲黄活血通经，祛瘀止痛的功效主要用于治疗血滞经闭痛经、胸腹刺痛、跌扑肿痛等瘀血作痛者，临床常与五灵脂配伍组成失笑散，方中五灵脂苦、咸、甘、温，有活血止痛、化瘀止血的功效，与蒲黄相伍可通利血脉、祛瘀止痛。

蒲黄用量一般为 5～10g，包煎或入丸、散。外用适量，研末或调敷于患处。炒蒲黄和炭蒲黄多用于崩漏等各类出血病证。生蒲黄多用于瘀血所致的胸腹疼痛、经闭疼痛等病证。

劳伤发热、阴虚内热、无瘀血者禁用蒲黄，孕妇慎用。

炮 姜

《珍珠囊》

炮姜（图 11-6）为姜科植物姜的干燥根茎的炮制加工品。全国大部分地区均可加工炮制。本品辛，热。归脾、胃、肾经。具有温经止血，温中止痛的功效。《医学入门》记载炮姜"温脾胃，治里寒水泄，下痢肠澼，久疟，霍乱，心腹冷痛胀满，止鼻衄，唾血，血痢，崩漏"。炮姜中主要含有挥发油成分、姜酚类成分、多糖等化合物。现代药理研究表明炮姜具有抗凝血活性、抗炎、抗肿瘤、抗氧化等多种药理作用。

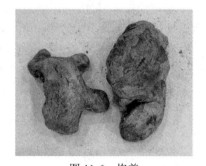

图 11-6 炮姜

炮姜温经止血的功效主要用于治疗阳虚失血，主治脾胃虚寒，脾不统血之出血病证。傅山多将炮姜与荆芥配合使用。两种药物一散一收，相互协调，达到更好的临床效果。如炮姜与荆芥配伍，二者均善于入血分，炮姜善走血分，长于温经止血，荆芥通经络，疏肝气，偏入血分，炒炭又可止血，二药相伍，则加强引血归经而止血的功效。

炮姜温中止痛的功效主要用于治疗脾胃虚寒，腹痛吐泻，本品为治虚寒性腹痛、腹泻之佳品。如治产后血虚寒凝，小腹疼痛者，可与红花、桃仁、当归、川芎等配伍组成生化汤，养血祛瘀、温经止痛，治疗血虚寒凝，瘀血阻滞之证。

炮姜用量一般为 3～9g，煎服。

孕妇及阴虚有热者禁服。

本章彩色图片

第十二章　活血化瘀药

川　芎

《神农本草经》

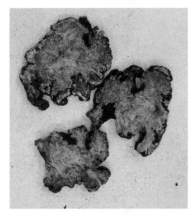

图 12-1　川芎

川芎（图 12-1）为伞形科植物川芎的根茎。主产于四川、贵州、云南等地。本品辛，温。归肝、胆、心包经。具有活血行气，祛风止痛的功效。《神农本草经》记载川芎"主中风入脑头痛、寒痹，筋脉缓急，金疮，妇人血闭无子"。川芎中主要含有酚类和有机酸类（如阿魏酸）、苯酞类（如藁本内酯）、生物碱类（如川芎嗪）、多糖类等化合物。现代药理研究表明川芎具有抗炎、镇痛、抗血栓形成、促血管舒张、抗哮喘、抗呼吸抑制、抗纤维化、抗阻塞性疾病及抗肿瘤等多种药理作用。

川芎活血行气的功效主要用于治疗血瘀气滞痛证。本品为"血中之气药"，既能活血化瘀，又能行气止痛，现代研究发现川芎所含有的川芎嗪和阿魏酸均具有较好的抗血栓形成的作用，可有效促进血管的舒张，进而延缓动脉粥样硬化的发生。另外川芎善"下调经水，中开郁结"，能活血调经，临床常用于治疗血瘀经闭、痛经等症。

川芎祛风止痛的功效主要用于治疗头痛、风湿痹痛。川芎质轻香窜，升发清阳，行气活血，化瘀止痛，补血和营，上行头目，乃治疗头痛之要药，如治风寒头痛，常与荆芥、防风、羌活、细辛、白芷等药物配伍组成川芎茶调散，疏风止痛。川芎茶调散主要含有生物碱类、黄酮类、苯丙素类、挥发油等化合物，共同起到活血止痛的作用。现代药理学研究证实，川芎茶调散可降低血液黏度、改善脑循环，具有中枢性镇痛作用，能够有效治疗偏头痛。

川芎用量一般为 3～9g，煎服。

川芎味辛性散，走窜力强，不宜久服。阴虚火旺、多汗、热盛及无瘀之出血证和孕妇慎用。

延　胡　索

《雷公炮炙论》

延胡索为罂粟科多年生植物延胡索的干燥块茎。主产于浙江等地。本品辛、苦，温。归肝、脾、心经。具有活血，行气，止痛的功效。《本草纲目》记载："延胡索，能行血中气滞，气中血滞，故专治一身上下诸痛，用之中的，妙不可言。盖延胡索活血化气，第一品药也。"延胡索中主要含有生物碱、蒽醌、三萜、核苷、氨基酸、有机酸、微量元素等。现代药理研究表明延胡索具有镇静、镇痛、抗心律失常和降压、抗氧化、抗肿瘤、抗心肌缺血、抗胃溃疡、抗血栓、保肝等多种药理作用。

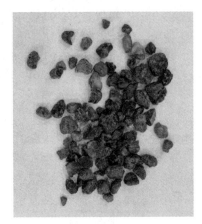
图 12-2　延胡索

延胡索（图 12-2）活血，行气，止痛的功效主要用于治疗气血瘀滞所致的胸胁、脘腹疼痛，胸痹心痛，经闭痛经，产后瘀阻，跌扑肿痛等症，本品为活血行气止痛之要药。现代研究发现延胡索具有扩张冠脉，增加冠脉血流量，抑制血小板聚集，抗心律失常，改善心肌供氧，增加心输出量等药理作用，另外多种延胡索制剂均具有明显的镇痛作用，尤其以醇制浸膏、醋制浸膏及粉剂作用显著。其止痛机制是延胡索乙素通过阻滞脊髓上 D_2 受体达到止痛的作用，在临床上广泛应用于慢性钝痛和持续性疼痛。治疗跌打损伤，瘀血肿痛时，可单用本品为末，以酒调服。

延胡索用量一般为 3～10g，煎服；或研末服，每次 1～3g。采用醋炙方法对延胡索进行处理后镇痛效果明显强于生药。

血热气虚者及孕妇忌服。

郁　　金

《药性论》

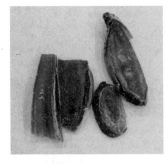
图 12-3　郁金

郁金（图 12-3）为姜科植物温郁金、姜黄、广西莪术或蓬莪术的干燥块根。前两者分别习称"温郁金"和"黄丝郁金"，其余按性状不同习称"桂郁金"或"绿丝郁金"。主产于浙江、四川、广东、广西、云南、福建等地。本品辛、苦，寒。归肝、胆、心、肺经。具有活血止痛，行气解郁，清心凉血，利胆退黄的功效。《本草纲目》记载郁金"治血气心腹痛，产后败血冲心欲死，失心癫狂"。郁金中主要含有挥发油、姜黄素、姜黄酮等，另含淀粉、多糖、脂肪油、水芹烯等化合物。现代药理研究表明郁金具有保护肝脏、降低血脂、抑菌抗炎、抗肿瘤等多种药理作用。

郁金活血止痛的功效主要用于治疗气滞血瘀所致的胸胁刺痛、胸痹心痛、月经不调、经闭痛经、乳房胀痛，其水煎剂可明显降低全血黏度，减少血小板聚集，郁金醇提物能明显降低血浆中纤维蛋白含量，减少血栓形成。临床常配伍木香组成颠倒木金散，方中木香行气止痛，调中导滞，郁金活血止痛，行气解郁，清心凉血，疏肝利胆，诸药合用，活血止痛，行气解郁。虚者，加人参；气郁痛者，以倍木香君之；血郁痛者，以倍郁金君之。

郁金清心解郁开窍的功效主要用于治疗热病神昏、癫痫发狂、神志不清，临床常与石菖蒲配伍使用，郁金味辛苦性寒，功善行气活血开窍、清心凉血，石菖蒲味辛而苦温，功善醒脑开窍、除湿化痰。两药合而用之，既除湿化痰，又开窍醒神，善治痰热或湿邪蒙蔽心窍所致的神昏、癫狂及癫痫。

郁金还有利胆退黄的功效，临床常用于治疗肝胆湿热、黄疸尿赤、胆胀胁痛。现代研究发现郁金可明显保护肝细胞免受损伤，并且可促进坏死的肝细胞再生及去脂，还可延缓肝细胞纤维化的进程，当达到一定浓度时还可发挥抗肝脏病毒的作用。

郁金用量一般为 3～10g，煎服，郁金生用善疏肝行气解郁，活血祛瘀止痛。醋郁金能引药入血，增强疏肝止痛作用。

阴虚失血及无气滞血瘀者忌服，孕妇慎服。不宜与丁香、母丁香同用。

姜　黄

《新修本草》

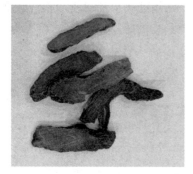

图 12-4　姜黄

姜黄（图 12-4）为姜科植物姜黄的干燥根茎。主产于四川等地。本品辛、苦，温。归肝、脾经。具有活血行气，通经止痛的功效。《新修本草》记载姜黄"主心腹结积，疰忤，下气，破血，除风热，消痈肿，功力烈于郁金"。姜黄中主要含有酚酸类和萜类等化合物，姜黄素是提取自姜黄属植物根茎的多酚类物质，为中药姜黄的主要活性物质，具有抗炎、抗肿瘤、化疗增效、抗纤维化、改善阿尔茨海默病、改善胰岛素抵抗等药理作用。

姜黄活血行气，通经止痛的功效主要用于治疗气滞血瘀所致的胸胁刺痛，胸痹心痛，痛经经闭，癥瘕，跌扑肿痛等症。

另外姜黄还可以用于治疗风湿痹痛，本品辛散苦燥，能温通经脉，能祛除关节经络之风寒湿邪，通行气血而通络止痛。

姜黄用量一般为 3～10g，煎服，外用适量。

血虚无气滞血瘀者及孕妇慎服。

丹　参

《神农本草经》

丹参为唇形科植物丹参的干燥根及根茎。主产于四川、山东、河北等地。本品苦，微寒。归心、肝经。具有活血祛瘀，通经止痛，清心除烦，凉血消痈的功效。《滇南本草》记载丹参"补心定志，安神宁心。治健忘怔忡，惊悸不寐"。丹参成分中主要含有 2 大类，一类是以丹参酮型二萜为主的二萜类脂溶性成分，另一类是以酚酸为主的水溶性成分。此外还有含氮类化合物、内酯类化合物，以及多糖、黄酮、甾体、三萜等成分。现代药理研究表明丹参具有改善微循环、降压、扩血管、降血脂、防治动脉粥样硬化等多种药理活性，并且对消化系统及中枢神经系统具有保护作用。

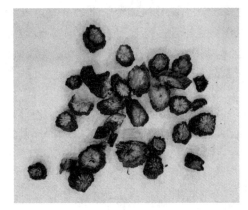

图 12-5　丹参

　　丹参（图 12-5）活血祛瘀、通经止痛的功效常用于治疗瘀血阻滞所导致的月经不调、痛经经闭、产后腹痛，以及血瘀所致的胸痹心痛，脘腹胁痛，癥瘕积聚，跌打损伤等症。现代研究发现从丹参中提取的丹参素、丹参酮和原儿茶醛均有抗凝血作用，以丹参酮作用最强。

　　丹参凉血消痈的功效主要用于治疗疮痈肿痛，本品既能凉血活血，又能散瘀消痈，可用于热毒瘀阻所致的疮痈肿痛，临床常与鱼腥草、蒲公英、金银花、连翘、紫花地丁等药配伍使用。

　　丹参还有清心凉血、除烦安神的功效，临床还常用于治疗热入营血，高热神昏，烦躁不寐等症。

　　丹参用量一般为 9～15g，煎服。病情需要时用量可达 30～45g。为防活血动血之弊，丹参常与参芪之类配伍以扶正。活血化瘀宜酒炙用。

　　不宜与藜芦同用。孕妇慎用。

桃　　仁

《神农本草经》

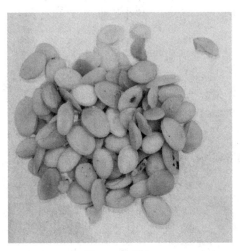

图 12-6　桃仁

　　桃仁（图 12-6）为蔷薇科植物桃的干燥成熟种子。主产于北京、山东、陕西、河南、辽宁等地。本品苦、甘，平。归心、肝、大肠经。具有活血祛瘀，润肠通便，止咳平喘的功效。《神农本草经》记载桃仁"主瘀血，血闭癥瘕，邪气，杀小虫"。桃仁中主要含有脂肪油类、苷类、蛋白质和氨基酸、挥发油、甾体及其糖苷等化合物。现代药理研究表明桃仁具有抗凝血、抗血栓、预防肝纤维化和增强免疫力等多种药理作用。

　　桃仁活血祛瘀的功效主要用于治疗瘀血阻滞所导致的经闭痛经、产后腹痛、癥瘕痞块、跌扑损伤等症，桃仁及其提取物具有增加局部血流量、降低血液黏度、改善血液流变学等作用，临床常与当归、红花、川芎等配伍，其中桃仁常与当归组成药对，在临床上常见于中药方剂的活血化瘀方中，如桃红四物汤、血府逐瘀汤、补阳还五汤、生化汤等。当归补血调经、活血止痛，桃仁活血祛瘀，两药相配，相辅相成，活血祛瘀力增强，且活血之中兼有养血补血功效，祛瘀通痹而不伤血，养血补虚而不滞血，对于血虚血瘀证尤为适宜。另外桃仁还常与红花配伍，是活血化瘀经典而常用药对之一，二者皆有活血化瘀之功效，相须配对后祛瘀能力增强，入心则可散血中之滞，入肝则可理血中之壅，有消肿止痛、祛瘀生新之功。

桃仁润肠通便的功效还常用于治疗肠燥便秘，临床常与麻子仁、羌活、当归尾、大黄等配伍组成润肠丸，润燥活血疏风，治疗脾胃伏火，大便秘涩或干燥不通。

另外桃仁还有止咳平喘的功效。既可单用煮粥食用，也可与苦杏仁配伍使用。

桃仁用量一般为5～10g，煎服。

孕妇禁服，血燥虚弱者慎服。

益 母 草

《神农本草经》

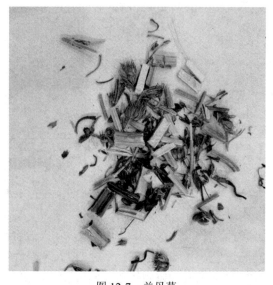

图 12-7　益母草

益母草（图 12-7）为唇形科植物益母草的新鲜或干燥地上部分。我国大部分地区均产。本品苦、辛，微寒。归肝、心包、膀胱经。具有活血调经，利尿消肿，清热解毒的功效。《本草拾遗》记载益母草"主浮肿下水，兼恶毒肿"。益母草中主要含有生物碱类、二萜类、黄酮类、阿魏酸类、挥发油类、多糖类等化合物。现代药理研究表明益母草具有抗血栓、改善淋巴循环、抗畸形诱变、利尿、兴奋子宫、抗炎、减少心肌损害等多种药理作用。

益母草活血调经的功效主要用于治疗血瘀所导致的月经不调，痛经，经闭，恶露不尽等，本品为妇科经产病的要药。《本草汇言》载："益母草，行血养血，行血而不伤新血，养血而不滞瘀血，诚为血家之圣药也。妇人临产之时，气有不顺，而迫血妄行，或逆于上，或崩于下，或横生不顺，或子死腹中，或胞衣不落，或恶露攻心，血胀血晕，是皆临产危急之症，惟益母草统能治之。"

益母草利水消肿的功效主要用于治疗水肿尿少，临床可单用，也常配伍葶苈子、茺蔚子、牛膝等活血利水。

益母草还有清热解毒的功效，临床常用于治疗跌打损伤、疮痈肿毒等症。

益母草用量一般为9～30g，煎服。

本品活血化瘀，有滑胎、流产之弊，故孕妇禁用，阴虚血少者忌服。

泽　兰

《神农本草经》

泽兰（图 12-8）为唇形科植物毛叶地瓜儿苗的干燥地上部分。广泛分布于东北、华北、华东、中南、西南及陕西、甘肃等地。本品苦、辛，微温。归肝、脾经。具有活血调经，祛瘀消痈，利水消肿的功效。《神农本草经》记载泽兰"主乳妇内衄，中风余疾，大腹水肿，身面四肢浮肿，骨节中水，金疮，痈肿疮脓"。泽兰中主要含有黄酮类、挥发油、氨基酸、葡萄糖苷、酚类、半乳糖、果糖等化合物。现代药理研究表明泽兰具有抗凝血及降血脂、肝保护、抗氧化、改善免疫力等多种药理作用。

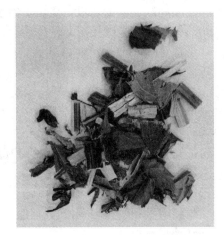

图 12-8　泽兰

泽兰活血调经的功效主要用于治疗血瘀所致的月经不调、经闭痛经、产后瘀阻腹痛等症，李时珍谓"泽兰走血分，故能治水肿，除痈毒，破瘀血，消癥瘕，而为妇人要药"，常与当归、川芎、益母草、大黄等配伍使用。

泽兰利水消肿的功效主要用于治疗伴有瘀血阻滞或水瘀互结的水肿、腹水，临床常与茯苓、土茯苓、萆薢、苍术等配伍使用。

泽兰用量一般为 6~12g，煎服。

无瘀血者慎服，孕妇禁服。

牛　膝

《神农本草经》

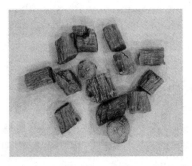

图 12-9　牛膝

牛膝（图 12-9）为苋科植物牛膝（怀牛膝）和川牛膝（甜牛膝）的根。怀牛膝因主产于河南古怀庆一带，故习称怀牛膝；川牛膝主产四川、云南、贵州等地。本品苦、甘、酸，平。归肝、肾经。具有逐瘀通经，补肝肾，强筋骨，利尿通淋，引血下行的功效。牛膝始载于东汉成书的《神农本草经》："主治寒湿痿痹，四肢拘挛，膝痛不可屈伸，逐血气，伤热，火烂，堕胎。"牛膝中主要含有皂苷、甾酮、黄酮、糖、生物碱及有机酸等成分，其中皂苷类及甾酮类是牛膝的主要化学成分，同时也是公认的主要活性成分。现代药理研究表明牛膝具有调节免疫系统、抗生育、抗肿瘤、抗衰老、抗炎及抗骨质疏松等多种药理作用。

牛膝逐瘀通经的功效主要用于治疗瘀血阻滞所导致的经闭、痛经或胞衣不下等症，本品活血祛瘀力较强，性善下行，常用于治疗经闭，临床常与泽兰、鸡血藤、水蛭、红花等配伍使用。

牛膝补肝肾，强筋骨的功效常用于治疗肝肾不足所致的腰膝酸痛、筋骨无力，临床常与独活、桑寄生、杜仲、细辛、秦艽等配伍组成独活寄生汤，祛风湿、止痹痛、益肝肾、补气血，主治痹证日久，肝肾两虚，气血不足之证。

牛膝利尿通淋的功效主要用于治疗淋证、水肿及小便不利，临床常与冬葵子、瞿麦、滑石、泽泻、车前子等配伍使用。

牛膝引血下行的功效主要用于治疗气火上逆所致的吐血衄血、牙痛口疮，阴虚阳亢之头痛眩晕等症。张锡纯认为牛膝性善引气血下注，如张氏创立的镇肝熄风汤（怀牛膝、白芍、天冬、玄参、茵陈、甘草、龟板、川楝子）和建瓴汤（生怀山药、怀牛膝、生赭石、生龙骨、生牡蛎、生怀地黄、生杭芍、柏子仁），方中重用牛膝，以引气血下行，并能引浮越之火下行。对于因胃气不降而致大便不通、呕吐之证，张氏常用怀牛膝与生赭石相伍，生赭石性微凉质重，虽降逆气而不伤正气，与善引气血下行的怀牛膝相配，力专效宏，胃气下降，则大便通畅，而呕吐自止。

川牛膝和怀牛膝的药理作用和治疗作用基本相同，但怀牛膝长于补肝肾、强筋骨，川牛膝长于活血通经。

牛膝用量一般为 5～12g，煎服。本品生用宜活血通经、利尿通淋、引血下行，酒炙用宜补肝肾、强筋骨。

本品性专下注，凡下焦气化不固，一切滑脱诸证皆忌用之。孕妇慎用。

鸡 血 藤

《本草纲目拾遗》

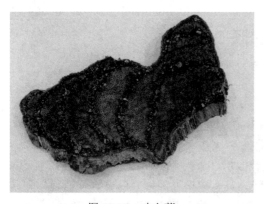

图 12-10　鸡血藤

鸡血藤（图 12-10）为豆科植物密花豆的干燥藤茎。主产于广西、广东等地。本品苦、甘，温。归肝、肾经。具有活血补血，调经止痛，舒筋活络的功效。《饮片新参》记载鸡血藤"去瘀血，生新血，流利经脉。治暑痧，风血痹证"。鸡血藤中主要含有黄酮类、萜类、甾醇类、蒽醌类、木质素、酚酸类等化合物。现代药理研究表明鸡血藤具有改善血液循环系统、保护心脑血管系统、抑癌、抗病毒、抗氧化、双向调节酪氨酸酶、保肝及镇静催眠等多种药理作用。

鸡血藤活血补血的功效主要用于治疗月经不调、痛经、闭经。《本草纲目拾遗》记载鸡血藤"大补气血，与老人妇女更为得益"，凡妇人血瘀及血虚之月经病均可应用治疗。现代有关药理研究发现鸡血藤能增加血细胞，升高血红蛋白，还能够抑制心脏和降低血压；不仅能调节脂质代谢，还具有改善造血系统、降血脂、降血压、抗血栓形成的功效。本品临床常与当归、川芎、白术和黄芪配伍补血活血；与人参、丹参、红花、川芎、当归及熟地黄等配伍可活血祛瘀。

鸡血藤舒筋活络的功效主要用于治疗风湿痹痛、肢体麻木、血虚萎黄等症，临床常与独活、威灵仙、桑寄生、丹参、地龙等配伍使用。

鸡血藤用量一般为10～30g，煎服。

阴虚火亢者慎服。

王 不 留 行

《神农本草经》

王不留行（图12-11）为石竹科植物麦蓝菜的干燥成熟种子。主产于河北、山东、辽宁等地。本品苦、平。归肝、胃经。具有活血通经，下乳消肿，利尿通淋的功效。《神农本草经》记载王不留行"主金疮，止血逐痛。出刺，除风痹内寒"。王不留行中主要含有三萜皂苷、环肽、黄酮类、氨基酸及多糖等化合物。现代药理研究表明王不留行具有催乳、抑制新生血管、抗氧化、抗肿瘤、抗凝血等多种药理作用。

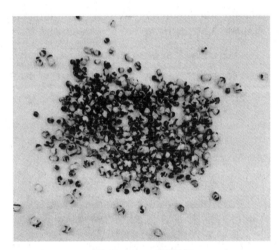

图12-11　王不留行

王不留行活血通经的功效主要用于治疗血瘀经闭、痛经、难产，临床常与泽兰、川牛膝、当归、莪术等配伍使用。

王不留行下乳消肿的功效主要用于治疗产后乳汁不下和乳痈肿痛，本品具有促进乳腺发育和泌乳的能力，可以改善乳中有效成分，防治乳腺炎，为治疗产后乳汁不下的常用之品。如治气血不畅，乳汁不通时，常配伍穿山甲、路路通、通草；治产后气血亏虚，乳汁稀少时，常配伍黄芪、当归等药物。治乳痈肿痛时，常配伍蒲公英、橘核、荔枝核、丝瓜络、夏枯草等。

另外王不留行还具有利尿通淋的功效，可用于治疗多种淋证。

王不留行用量一般为5～10g，煎服。

失血与崩漏患者忌服，孕妇慎用。

土 鳖 虫

《神农本草经》

土鳖虫又名䗪虫，为鳖蠊科昆虫地鳖或冀地鳖的雌虫干燥体。主产于江苏、浙江、湖北、河北、河南等地。本品咸，寒；有小毒。归肝经。具有破血逐瘀，续筋接骨的功效。《神农本草经》记载土鳖虫"主心腹寒热洗洗，血积癥瘕，破坚，下血闭"。土鳖虫中主要含有多种活

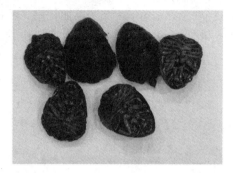

图12-12　土鳖虫

性蛋白（酶）、氨基酸、不饱和脂肪酸、微量元素、生物碱和脂溶性维生素等化合物。现代药理研究表明土鳖虫具有溶解血栓、抗凝血、抗肿瘤、促进骨折愈合、调节血脂、抗突变、耐缺氧等多种药理作用。

土鳖虫（图12-12）破血逐瘀的功效主要用于治疗血瘀经闭、产后瘀阻腹痛以及积聚痞块等，如治疗血瘀经闭、产后瘀阻腹痛时，常与大黄、桃仁等配伍组成下瘀血汤，逐瘀破积、通络理伤，治疗癥瘕积聚、血滞经闭、产后瘀血腹痛等症。土鳖虫与水蛭、虻虫一样，均有破血消癥，入血软坚功效，但三药之中，土鳖虫功效性能最为缓和，所以，方中配伍此药作缓剂或臣使。

土鳖虫续筋接骨的功效主要用于治疗跌打损伤，筋伤骨折，本品可单用研末调敷，或研末黄酒冲服，也可与牛膝、续断、杜仲、骨碎补等配伍使用。

土鳖虫用量一般为3～10g，煎服；研末服时1～1.5g，黄酒送服。

土鳖虫对于有药物过敏史的患者有时易引起过敏反应，孕妇禁用。

骨　碎　补

《药性论》

骨碎补（图12-13）为水龙骨科植物槲蕨的干燥根茎。主产于湖北、江西、四川等地。本品苦，温。归肝、肾经。具有活血疗伤止痛，补肾强骨的功效。《药性论》记载骨碎补"主骨中疼痛，风血毒气，五劳六极，口手不收，上热下冷，悉能主之"。骨碎补中主要含有黄酮、三萜、酚酸及其苷类等化合物。现代药理研究表明骨碎补具有抗骨质疏松、骨折损伤修复、保护牙齿、抗关节炎、抑制重型颅脑损伤细胞凋亡、调节免疫、治疗白癜风、治疗斑秃和抗癌等活性。

骨碎补活血疗伤止痛的功效主要用于治疗跌扑闪挫，筋骨折伤等症。本品以善补骨碎而得名，为伤科要药。现代研究发现骨碎补提取物可以通过促进新生骨的

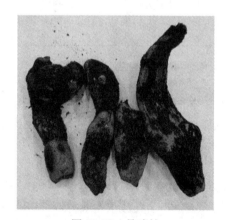

图12-13　骨碎补

发育达到修复骨损伤的目的。可单用本品浸酒服，并外敷，亦可水煎服；或与乳香、没药、续断等配伍使用。

骨碎补补肾强骨的功效主要用于治疗肾虚所致的腰痛、筋骨痿软、耳鸣耳聋、牙齿松动等症。现代研究发现骨碎补提取物能够促进成骨细胞和骨髓间质干细胞的增殖和分化，可通过抑制骨转化率的方式治疗骨质疏松症。临床常与补骨脂、牛膝、山茱萸等配伍使用。

骨碎补用量一般为10～15g，煎服。

阴虚内热及无瘀血者慎服，不宜与风燥药同用。

三 棱

《本草拾遗》

三棱（图 12-14）为黑三棱科植物黑三棱的干燥块茎。主产于江苏、河南、山东、江西等地。本品辛、苦，平。归肝、脾经。具有破血行气，消积止痛的功效。《日华子本草》记载三棱"治妇人血脉不调，心腹痛，落胎，消恶血，补劳，通月经，治气胀，消扑损瘀血，产后腹痛，血晕并宿血不下"。三棱中主要含有挥发油类、有机酸类、黄酮类、甾体类、苯丙素类、环二肽类及微量元素等成分。现代药理研究表明三棱具有改善血液流变学、抗血小板聚集和抗血栓、保护心脑血管、抗炎镇痛、抗肿瘤、抑制卵巢囊肿、抗纤维化及杀精和堕胎等多种药理作用。

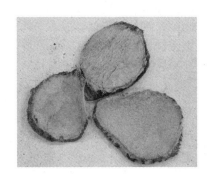

图 12-14 三棱

三棱破血行气的功效主要用于治疗癥瘕积聚、经闭及心腹瘀痛；消积止痛的功效主要用于治疗食积脘腹胀痛，临床常与莪术配伍使用，《医学衷中参西录》曰："三棱、莪术性近和平，而以治女子瘀血，虽坚如铁石亦能徐徐消散，而猛烈开破之品转不能建此奇功，此三棱、莪术独具此良能也。"现代研究发现三棱、莪术均可有效提高红细胞变形指数以改善红细胞变形性，降低平均血小板容积以抑制血小板活化，降低全血黏度以改善血瘀证，但三棱在同等剂量下优于莪术。三棱与莪术配伍具有较好的抗子宫肌瘤作用，可治疗子宫内膜异位症，控制子宫肌瘤的增长、恢复多囊卵巢综合征患者的排卵功能等。

三棱用量一般为 5～10g，煎服。本品醋制后可加强祛瘀止痛的作用。

体虚、血枯经闭者及孕妇禁服。

水 蛭

《神农本草经》

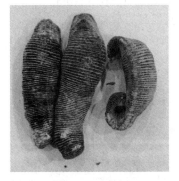

图 12-15 水蛭

水蛭（图 12-15）为水蛭科动物蚂蟥、水蛭或柳叶蚂蟥的干燥全体。全国大部分地区均产。本品咸、苦，平；有小毒。归肝经。具有破血通经，逐瘀消癥的功效。《神农本草经》记载水蛭"主逐恶血，瘀血，月闭，破血逐瘀，无子，利水道"。水蛭中主要含有氨基酸、肽类、抗血栓素、肝素、镇痛酶、抗炎酶及溶血酶等化合物。现代药理研究表明水蛭具有抗凝血、抑制血栓形成、抗血小板聚集、降脂、脑保护、抗细胞凋亡、抗肿瘤、抗纤维化、抗炎、改善肾功能、终止妊娠、促进周围神经再生、促进血管新生及抗新生血管的双重作用等多种药理作用。

水蛭破血通经的功效主要用于治疗血瘀经闭，癥瘕痞块。现代研究发现从水蛭中分离出的水蛭素为目前最强的凝血酶抑制剂，可阻止纤维蛋白凝固，活化纤溶系统，促进血栓溶解，对各种血栓病都有效。水蛭素还能明显降低血小板表面活性，并降低血小板黏附性，抑制血小板聚集。张锡纯在《医学衷中参西录》中倡用山药末煮汤，加红蔗糖调味，送服水蛭末六分，治疗瘀血所致的闭经、癥瘕，山药、水蛭既能益脾气、滋脾阴又能通络逐瘀。

水蛭破血逐瘀，通经活络的功效主要用于治疗中风偏瘫，跌打损伤，瘀滞心腹疼痛等症，其中治疗跌打损伤时，常与苏木、自然铜、刘寄奴、三七等配伍。

水蛭用量一般为1～3g，煎服。

孕妇及月经过多者禁用。

穿 山 甲*

《名医别录》

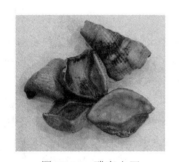

图12-16 醋穿山甲

穿山甲（图12-16）为鲮鲤科动物穿山甲的鳞片。主产于广东、广西、贵州、云南、湖南、福建、台湾等地。本品咸，微寒。归肝、胃经。具有活血消癥，通经下乳，消肿排脓，搜风通络的功效。《本草经疏》记载穿山甲"性走，能行瘀血，通经络，故又有消痈毒，排脓血，下乳，和伤，发痘等用"。穿山甲中主要含有蛋白质、硬脂酸、胆甾醇、脂肪族酰胺、游离氨基酸、环二肽、挥发油、生物碱及微量元素等化合物。现代药理研究表明穿山甲具有减低血液黏度，延长凝血时间，升高白细胞，消肿排痈等多种药理作用。

穿山甲活血消癥的功效主要用于治疗血滞经闭、癥瘕痞块以及风湿痹痛等症，其中治疗经闭时，常与泽兰、鸡血藤、牛膝、红花等配伍使用；治疗癥瘕时，常与三棱、莪术、土鳖虫等配伍使用。

穿山甲通经下乳的功效主要用于治疗乳汁不通，临床常与王不留行、路路通、通草等配伍使用，若产后气血两虚而乳汁稀少者，可加用黄芪、当归等药。

穿山甲消肿排脓的功效主要用于治疗痈肿初起或脓成未溃，以及瘰疬痰核等证，临床常与皂角刺、金银花、夏枯草、牡蛎、贝母等配伍使用。

穿山甲用量一般为3～10g，或入散剂。临床常研末吞服，每次1～1.5g，以研末吞服效果较好。甲片自古以来皆不生用，因其质地坚硬，不利煎煮或粉碎，炮制后质地酥脆，易于服用。

气血虚弱、痈疽已溃者及孕妇禁服。

本章彩色图片

---

* 穿山甲为国家一级保护野生动物，2020年版《中国药典》中已不再收录。

第十三章 化痰止咳平喘药

半 夏

《神农本草经》

半夏（图 13-1）为天南星科植物半夏的干燥块茎。主产于四川、湖北、河南、安徽、贵州等地。本品辛，温；有毒。归脾、胃、肺经。具有燥湿化痰，降逆止呕，消痞散结的功效。《名医别录》记载半夏"消心腹胸膈痰热满结，咳嗽上气，心下急痛，坚痞，时气呕逆，消痈肿，堕胎"。半夏中主要含有生物碱、半夏淀粉、甾醇类、氨基酸、挥发油、芳香族成分、有机酸类、黄酮类、半夏蛋白、鞣质以及多种微量元素等。现代药理研究表明半夏具有止咳平喘、抗炎、抗衰老、镇静、抗肿瘤、止呕等多种药理作用。

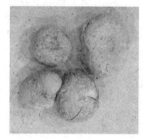

图 13-1 法半夏

半夏燥湿化痰的功效主要用于治疗湿痰寒痰所导致的咳喘痰多、痰饮眩悸、风痰眩晕、痰厥头痛等症，本品为燥湿化痰、温化寒痰之要药，尤善治脏腑之湿痰。现代研究发现半夏镇咳作用明显，与可待因相似，系通过生物碱抑制咳嗽中枢所致，作用稍弱于后者。如治疗痰湿阻肺时，常与陈皮、茯苓配伍组成二陈汤，燥湿化痰，理气和中；治痰饮眩悸，风痰眩晕时，临床常与天麻、白术配伍组成半夏白术天麻汤，化痰息风，健脾祛湿。

半夏降逆止呕的功效主要用于治疗胃气上逆所导致的呕吐、反胃等症。现代研究发现半夏能激活迷走神经传出活动而具有镇吐作用，半夏水煎液还对急性胃黏膜损伤有保护和修复作用，对慢性醋酸型、消炎痛型、幽门结扎型溃疡有显著的防治作用。

半夏消痞散结的功效主要用于治疗胸脘痞闷、梅核气等症，临床常与甘草、大枣、干姜、人参、黄连、黄芩等配伍组成半夏泻心汤。方中半夏散结消痞、降逆止呕，为君药；干姜温中散邪，黄芩、黄连苦寒，泄热消痞，为臣药；人参、大枣甘温益气，补脾气，为佐药；甘草调和诸药，为使药。全方辛开散结，化痰消痞。常用于治疗寒热互结所导致的心下痞满者。现代药理学研究提示半夏泻心汤具有保护胃黏膜、调节血糖和血脂代谢、抗细胞凋亡、调节肠道菌群及调节神经递质等药理作用。

另外半夏还可与紫苏、厚朴、茯苓、生姜等配伍组成半夏厚朴汤，行气解郁，化痰散结，治疗气滞痰凝之梅核气。

半夏用量一般为 3～10g，煎服。内服一般炮制后用，其中法半夏长于燥湿化痰，姜半夏长于温中化痰，降逆止呕。

半夏性温燥，故阴虚燥咳、血证、热痰、燥痰应慎用。不宜与川乌、制川乌、草乌、制草乌、附子同用。

生半夏对口腔、喉头、消化道黏膜有强烈的刺激性，可导致失音、呕吐、水泻等副反应。

天 南 星

《神农本草经》

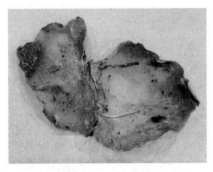

图 13-2　天南星

天南星（图 13-2）为天南星科植物天南星、异叶天南星或东北天南星的干燥块茎。天南星主产于河南、河北、四川；异叶天南星主产于江苏、浙江；东北天南星主产于辽宁、吉林。本品苦、辛，温；有毒。归肺、肝、脾经。具有燥湿化痰，祛风止痉，散结消肿的功效。《开宝本草》记载天南星"主中风，麻痹，除痰，下气，破坚积，消痈肿，利胸膈，散血堕胎"。天南星中主要含有生物碱类、苷类、黄酮类、脂肪酸类、挥发油类、甾醇类等化合物。现代药理研究表明天南星具有抗肿瘤、抗心律失常、抗惊厥、镇静、镇痛、祛痰、抗炎、抗氧化等多种药理作用。

天南星燥湿化痰的功效主要用于治疗顽痰咳喘、胸膈胀闷等症，天南星善治顽痰阻肺，咳嗽痰多。临床常与半夏配伍使用，半夏辛而能守，天南星辛而不守，两药相伍，既可散周身痰结，又可去周身之痹，豁痰止痛，两药合用可加强燥湿化痰及通络除痹之功效。治疗风湿痹证时二者还可与青风藤、海风藤配伍，既能祛风胜湿，又能舒筋活络。半夏、天南星辛温性燥，能鼓动风药祛风湿之力，加强青风藤与海风藤祛湿功效。

天南星祛风止痉的功效主要用于治疗风痰眩晕、中风痰壅、口眼㖞斜、半身不遂、癫痫、惊风等症，本品可通行经络，尤善祛风痰，止痉搐。临床常与天麻、半夏、全蝎、僵蚕等配伍使用。

天南星散结消肿的功效主要用于治疗痈肿、痰核、蛇虫咬伤，生天南星外用能消肿散结止痛。其中治痈疽肿痛，未成脓者，可促其消散，已成脓者可促其速溃。

天南星为有毒中药，需炮制，多以火制和发酵为主，火制中以煨制、石灰炒制、酒制、姜制等多见，发酵以胆制南星为主；火制可去其毒，发酵可增其功。其中胆南星性味苦、微辛、凉；归肺、肝、脾经。功能清热化痰、息风定惊。适用于痰热咳嗽、咯痰黄稠、中风痰迷、癫狂惊痫等。

天南星用量一般为 3～10g，煎服。外用生品适量，研末以醋或酒调敷患处。

孕妇慎用；生品内服宜慎。阴虚者慎用。

猫 爪 草

《中药材手册》

猫爪草为毛茛科植物小毛茛的干燥块根，生于田边、路旁、洼地及山坡草丛中。主产于河

南。本品甘、辛，温。归肝、肺经。具有化痰散结，解毒消肿
的功效。猫爪草中主要含有多糖、多酚、氨基酸和有机酸，并
含有内酯、三萜、黄酮、脂肪酸、生物碱等多种成分。现代药
理研究表明猫爪草具有抗肿瘤和抗结核、调节免疫、抗肝损伤
等多种药理作用。

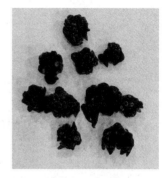

图 13-3　猫爪草

猫爪草（图 13-3）化痰散结的功效主要用于治疗疮疡痰核，
现代研究发现猫爪草具有抗肿瘤作用，对人增生性瘢痕成纤维细
胞具有抑制作用。临床常与夏枯草、玄参、皂角刺、炮山甲等药
配伍使用。

猫爪草还有解毒消肿的功效，可单用鲜品捣烂，敷于患处。

猫爪草用量一般为 9～15g，煎服。

本品有小毒，谨慎用药。

川　贝　母

《本草拾遗》

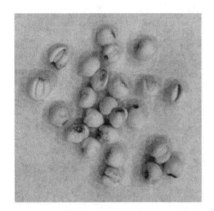

图 13-4　川贝母

川贝母（图 13-4）来源于百合科植物卷叶贝母、暗紫贝
母、甘肃贝母或梭砂贝母的干燥鳞茎。主产于四川、云南、
西藏、青海、甘肃等地。本品苦、甘，微寒。归肺、心经。
具有清热润肺，化痰止咳，散结消痈的功效。《神农本草经》
记载川贝母"主伤寒烦热，淋沥邪气，疝瘕，喉痹，乳难，
金疮，风痉"。川贝母中主要含有异甾体生物碱与甾体生物
碱，此外还含有皂苷、萜类、甾体、脂肪酸等化合物。现代
药理研究表明川贝母具有镇咳、祛痰、平喘、镇静、镇痛、
保护膈肌及抗氧化、抗溃疡、抗菌等多种药理作用。

川贝母清热润肺，化痰止咳的功效主要用于治疗肺热
燥咳，干咳少痰，阴虚劳嗽，痰中带血等症，临床应用时
常与养阴润肺药物如沙参、麦冬、知母、天冬等配伍使用。

川贝母散结消痈的功效主要用于治疗疮毒、乳痈、肺痈等症。

川贝母用量一般为 3～10g，煎服；也可研粉冲服，一次 1～2g。

脾胃虚寒及寒痰、湿痰者慎服。

浙　贝　母

《轩岐救正论》

浙贝母为百合科植物浙贝母的干燥鳞茎。主产于江苏、浙江、安徽、湖南等地，又因曾盛

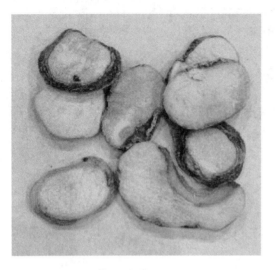

图 13-5 浙贝母

产于象山而被称为象贝母。本品苦，寒。归肺、心经。具有清热化痰止咳，解毒散结消痈的功效。《本草纲目拾遗》记载浙贝母"解毒利痰，开宣肺气，凡肺家夹风火有痰者宜此"。浙贝母中主要含有生物碱、多糖和总皂苷等化合物。现代药理研究表明浙贝母具有镇咳祛痰、镇痛、抗菌、抗溃疡、抗炎止泻、抗肿瘤等多种药理作用。

浙贝母（图 13-5）清热化痰止咳的功效主要用于治疗风热咳嗽、痰火咳嗽。现代研究发现本品具有镇咳祛痰、抗菌、抗炎的药理作用，长于清化热痰，降泄肺气。临床多用于治疗风热咳嗽及痰热郁肺之咳嗽。

浙贝母解毒散结消痈的功效主要用于治疗瘰疬、瘿瘤、疮毒、肺痈、乳痈等症，浙贝母擅长清火散结，为治疗肺脓疡的良药。临床内服外用均可。

川贝母擅长于清热润肺；浙贝母擅长于宣肺清热。浙贝母较川贝母而言，苦寒之性较强，泻火功效更强，多用于外感风热或痰热郁肺之咳嗽，川贝母更适于年老体弱者服用，因为其药性温和，气味不浓。对于体质较佳的小儿、青年人，最好选择浙贝母。另外两者均可用于痰核、瘰疬、瘿瘤、痈疽等的治疗，但是浙贝母疗效更优。

浙贝母用量一般为 5～10g，煎服。

寒痰、湿痰及脾胃虚寒者慎服。

瓜　蒌

《神农本草经》

瓜蒌（图 13-6）为葫芦科植物栝楼或双边栝楼的干燥成熟果实，主产于河北、河南、安徽、浙江、山东、江苏等地。本品甘、微苦，寒。归肺、胃、大肠经。具有清热涤痰，宽胸散结，润燥滑肠的功效。《本草纲目》记载瓜蒌"润肺燥，降火，治咳嗽，涤痰结，利咽喉，止消渴，利大肠消痈肿疮毒"。瓜蒌中主要含有萜类及其苷类、黄酮及其苷类、甾醇类、糖类、苯丙素类、生物碱、油脂、有机酸、蛋白质、氨基酸、微量元素等。现代药理研究表明瓜蒌具有改善心血管系统功能、祛痰止咳、抗菌、抗溃疡、抗肿瘤及泻下等多种药理作用。

瓜蒌清热涤痰的功效主要用于治疗肺热咳嗽、痰浊黄稠等症，临床常与法半夏、黄芩、胆南星、杏仁、枳实等配伍组成清气化痰丸，清肺化痰，用于肺热咳嗽，痰多黄稠，胸脘满闷。

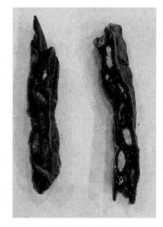

图 13-6 瓜蒌

瓜蒌宽胸散结的功效主要用于治疗胸痹心痛、结胸痞满等症，临床常与半夏、薤白配伍组成瓜蒌薤白半夏汤。其中瓜蒌甘寒入肺，善于涤痰散结，理气宽胸。薤白辛温，通阳散结，行气止痛。二药相配，化上焦痰浊，散胸中阴寒，宣胸中气机，为治胸痹要药。半夏助瓜蒌、薤白通阳散结，祛痰宽胸之力。总之，瓜蒌薤白半夏汤通阳散结，行气祛痰，是治疗胸阳不振、痰浊痹阻之胸痹的代表方。现代研究发现瓜蒌有改善血管内皮功能、抗氧化、抗动脉粥样硬化、改善血流动力学等多种作用。瓜蒌-薤白是中医治疗心血管疾病的经典药对。

瓜蒌清热散结消肿的功效主要用于治疗肺痈、肠痈、乳痈等。治疗肺痈，常与鱼腥草、桔梗等药配伍；治疗肠痈，常与败酱草、红藤等药配伍；治疗乳痈，常与蒲公英、丝瓜络等药配伍。

另外，瓜蒌仁还有润燥滑肠的功效。

瓜蒌用量一般为10～20g，煎服。

本品不宜与川乌、制川乌、草乌、制草乌、附子同用。脾虚便溏及湿痰、寒痰者忌用。

竹　茹

《本草经集注》

竹茹（图 13-7）为禾本科植物青竿竹、大头典竹或淡竹的茎的干燥中间层。主产于江苏、浙江、江西、四川等地。本品甘，微寒。归肺、胃、心、胆经。具有清热化痰，除烦，止呕的功效。《医学入门》记载竹茹"治虚烦不眠，伤寒劳复，阴筋肿缩腹痛，妊娠因惊心痛，小儿痫口噤，体热"。竹茹中主要含有黄酮类、多糖、内酯、氨基酸和有机酸等化合物。现代药理研究表明竹茹具有抗自由基、抗氧化、抗衰老、抗菌、抗病毒及保护心脑血管、防止老年退行性疾病等多种药理作用。

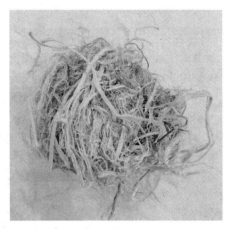

图 13-7　竹茹

竹茹清热化痰的功效主要用于治疗痰热引起的咳嗽、惊悸不宁、心烦失眠等症。其中治疗肺热咳嗽时，常与黄芩、栀子、桑叶、桑白皮等药配伍使用；治痰火内扰时，常与陈皮、枳实、半夏、茯苓等配伍组成温胆汤，理气化痰、和胃利胆，治疗胆郁痰扰证。

竹茹止呕的功效主要用于治疗胃热所致的呕吐、妊娠恶阻、胎动不安等，本品能清胃热而降逆止呕，为治胃热呕逆之要药。临床常与人参、陈皮、生姜等配伍组成橘皮竹茹汤，降逆止呕、益气清热，橘皮竹茹汤不但能护胃清热，使热清津生，而且能降逆和胃止呕。凡是由于胃虚有热、气逆不降引起的病变，无论胃肠病或妇科病，或男或女，或年老体衰，或病情复杂多变，只要病机吻合，均可使用。本方不但可治胆汁反流性胃炎、呃逆，而且对于妇人妊娠恶阻等疾病，均有一定的疗效。

竹茹、竹沥、天竺黄均来源于竹，性寒，均可清热化痰，治痰热咳喘。其中竹茹善治胃热呕逆，妊娠恶阻，痰热蕴结中焦；竹沥长于清热涤痰，定惊走络，为治痰之圣药。天竺黄化痰之力较缓，但清心定惊之功较好，多用于小儿惊风、热病神昏抽搐。

竹茹用量一般为 5～10g，煎服。生用偏于清化热痰，姜汁炙用偏于和胃止呕。胃寒呕吐及感寒夹食作吐忌用。

前　胡

《雷公炮炙论》

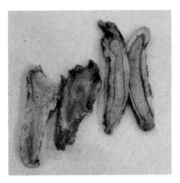

图 13-8　前胡

前胡（图 13-8）为伞形科植物白花前胡或紫花前胡的干燥根，主产于浙江、湖南、四川等地。本品苦、辛，微寒。归肺经。具有降气化痰、散风清热的功效。《名医别录》记载前胡"主疗痰满，胸胁中痞，心腹结气，风头痛，去痰实，下气。治伤寒寒热，推陈致新，明目益精"。前胡中主要含有香豆素类、黄酮类、萜类及挥发油类等化合物，其中以香豆素类为主要的药效活性成分。现代药理研究表明前胡具有祛痰、镇咳、平喘、抗炎、解痉、镇静等多种药理作用。

前胡清热化痰的功效主要用于治疗痰热引起的咳喘、咯痰黄稠等症，临床常与鱼腥草、黄芩、桑白皮、浙贝母等药配伍使用。

前胡清热散风的功效主要用于治疗风热咳嗽痰多，临床常与桑叶、菊花、芦根、桔梗等药配伍使用。

前胡临床还常与白前配伍，二者皆有苦、辛之味，均能降气化痰，白前走里，清肺降气，祛痰止咳；前胡走表，宣散风热，降气消痰；白前重在降气，前胡偏于宣肺，二药一宣一降，肺之宣肃功能复常，使一身之气得以升降出入如常，有助于机体正气的恢复。

前胡用量一般为 3～10g，煎服。

血虚或阴虚燥咳、呛咳痰少者忌用。

桔　梗

《神农本草经》

桔梗（图 13-9）为桔梗科植物桔梗的干燥根。全国大部分地区均产。本品苦、辛，平。归肺经。具有宣肺，祛痰，利咽，排脓的功效。《神农本草经》记载桔梗"主胸胁痛如刀刺，腹满肠鸣幽幽，惊恐悸气"。桔梗中主要含有三萜皂苷类、黄酮类、酚类、甾醇类、多糖类、聚炔类等化合物。现代药理研究表明桔梗具有祛痰、镇咳、抗炎、抗肿瘤、抗肥胖、降血糖等多种药理作用。

桔梗宣肺祛痰的功效主要用于治疗咳嗽痰多、咯痰不爽、胸

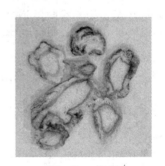

图 13-9　桔梗

闷不畅等症，本品为肺经气分病之要药，治咳嗽痰多，咯痰不爽，无论寒热皆可应用。临床常与苦杏仁等配伍组成杏苏散，轻宣凉燥，理肺化痰。现代研究发现桔梗与苦杏仁配伍可以促进气管分泌，使咳嗽次数减少，使咳嗽潜伏期延长，并且两者配伍的疗效明显优于单味桔梗或苦杏仁，并且其祛痰和平喘的最佳比例为 1:2，而止咳则为 1:1。

桔梗利咽的功效主要用于治疗咽痛音哑，临床常与木蝴蝶、麦冬、甘草等配伍使用。

桔梗还有排脓的功效，能利肺气以排壅肺之脓痰，主要用于治疗肺痈咳嗽胸痛、咯痰腥臭等症。

桔梗用量一般为 3～10g，煎服。

阴虚久咳，气逆咳血者忌用；本品服后能刺激胃黏膜，剂量过大，可引起轻度恶心，甚至呕吐。

礞　石

《嘉祐本草》

礞石（图 13-10）为绿泥石片岩或云母岩的石块或碎粒。前者药材称青礞石，主产于湖南、湖北、四川等地；后者药材称金礞石，主产于河南、河北等地。本品甘、咸，平。归肺、心、肝经。具有坠痰下气，平肝镇惊的功效。青礞石中硅、铁、钠、钾、铝、镁和钙等含量较高；金礞石主要含有蛭石、黑云母和石英等组分，含有大量的铁、铝、锰，并含有少量的镁等金属元素。现代药理研究表明礞石具有化痰利水的药理作用。

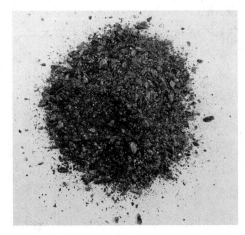

图 13-10 青礞石

礞石坠痰下气的功效主要用于治疗顽痰胶结，咳逆喘急，临床常与沉香、黄芩、熟大黄等药配伍组成礞石滚痰丸，降火逐痰，治疗痰火扰心所致的癫狂惊悸，或喘咳痰稠、大便秘结。

礞石平肝镇惊的功效主要用于治疗癫痫发狂、烦躁胸闷、惊风抽搐。

礞石用量一般为 6～10g，布包先煎。礞石滚痰丸常于夜晚临睡，熟水送药，服后静卧，勿再进食水，日间服用，服后静卧半日，勿再进食水，勿坐行言语。

本品性寒，属于重坠下降之品，故脾胃虚弱者及孕妇忌服。

紫　苏　子

《神农本草经》

紫苏子为菊科植物紫苏的成熟果实。主产于广东、广西、湖北、云南、贵州、四川、台湾、

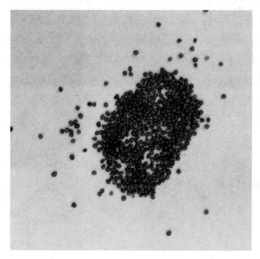

图 13-11 紫苏子

浙江、安徽、福建等地。本品辛，温。归肺、大肠经。具有降气化痰，止咳平喘，润肠通便的功效。《名医别录》记载紫苏子"主下气，除寒温中"。紫苏子中主要含有脂肪油、蛋白质、维生素 B_1、氨基酸类等。现代药理研究表明紫苏子具有降血脂、促进记忆、止咳、平喘、抗衰老、抗过敏等多种药理作用。

紫苏子（图 13-11）降气化痰，止咳平喘的功效主要用于治疗咳喘痰多。临床与白芥子、莱菔子配伍组成三子养亲汤，温肺化痰，降气消食，治疗痰壅气逆食滞证。紫苏子也常与半夏、当归、甘草、前胡、厚朴、肉桂配伍组成苏子降气汤。方中苏子、半夏降气化痰，止咳平喘，共为君药；厚朴、前胡下气祛痰，协助主药驱痰浊，为臣药；肉桂治疗下虚，温肾纳气，当归养血润燥，防温燥之品伤阴，为佐药；甘草起到调和诸药的作用，为使药。诸药合用，使其降气疏壅、引火归元、祛痰止咳功效显著增强。现代研究发现苏子降气汤中的大部分药物可直接作用于呼吸道，可以起到抗感染、兴奋呼吸、缓解支气管痉挛、缓解气管充血、减少分泌物分泌作用，与西医抗感染、化痰、解痉止咳、平喘等治疗有类似作用。

紫苏子还有润肠通便的功效，临床常用于治疗肠燥便秘。

紫苏子用量一般为 5~10g，煎服。

本品性主疏泄，气虚久嗽、阴虚喘逆、脾虚便滑者皆慎用。

紫 菀

《神农本草经》

紫菀（图 13-12）为菊科植物紫菀的根及根茎。主产于东北、华北、西北及河南、安徽等地。本品苦、辛、甘，微温。归肺经。具有润肺化痰止咳的功效。《神农本草经》记载紫菀"主咳逆上气，胸中寒热结气"。紫菀中主要含有萜类及其苷、肽类、黄酮、蒽醌、香豆素、有机酸、酚类、甾醇、挥发油及苯丙素类等化合物。现代药理研究表明紫菀具有镇咳、祛痰、平喘、抗菌、抗肿瘤、抗氧化、通便利尿等多种药理作用。

紫菀润肺化痰止咳的功效主要用于治疗咳嗽有痰。本品性温而不热，质润而不燥，长于润肺下气，化痰止咳临床常与陈皮、荆芥、桔梗、百部、白前等配伍组成止嗽散，宣肺疏风，止咳化痰，治疗外

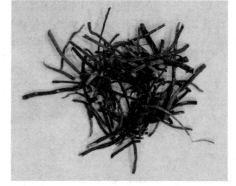

图 13-12 紫菀

感咳嗽，症见咳而咽痒、咯痰不爽等。

紫菀止咳时常与款冬花配伍，二者性味相同，功能相似，均能润肺下气、止咳化痰，但紫菀偏重祛痰，款冬花尤善止咳。现代研究也发现紫菀与款冬花相配伍，止咳作用显著。

此外，紫菀不仅可以止咳化痰，还可入上达下，通利小便，治疗小便不通，《药品化义》谓："因其［紫菀］体润，善能滋肾，盖肾主二便，以此润大便燥结，利小便短赤，开发阴阳，宣通壅滞，大有神功。"

紫菀用量一般为5～10g，煎服。外感暴咳宜生用，肺虚久咳宜蜜炙。

枇 杷 叶

《名医别录》

枇杷叶（图 13-13）为蔷薇科植物枇杷的干燥叶。主产于广东、广西、福建、云南、浙江、湖南、江苏、江西等地。本品苦，微寒。归肺、胃经。具有清肺止咳，降逆止呕的功效。《本草纲目》记载"枇杷叶，治肺胃之病，大都取其下气之功耳。气下则火降痰顺，而逆者不逆，呕者不呕，渴者不渴，咳者不咳矣"。枇杷叶中主要含有黄酮及其苷类、三萜酸类、有机酸类、挥发油类、无机元素等。现代药理研究表明枇杷叶具有抗炎、祛痰、止咳、抗肺纤维化、抗氧化、降血糖、抗肿瘤、止呕等多种药理作用。

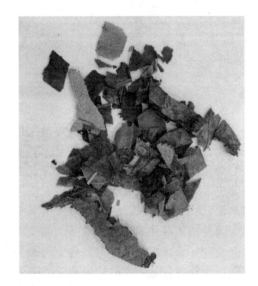

图 13-13 枇杷叶

枇杷叶清肺止咳的功效主要用于治疗肺热咳嗽，气逆喘急。如治疗风热咳嗽时，可与桑叶、菊花、前胡、薄荷等配伍使用；治疗燥热伤肺时，常与甘草、阿胶、党参、桑叶、麦冬、苦杏仁等配伍组成清燥救肺汤，清燥润肺，养阴益气，治疗温燥伤肺，气阴两伤之证。

另外枇杷叶与桑白皮、黄连、黄柏、人参、甘草等配伍组成枇杷清肺饮，可以用于治疗肺胃蕴热所致的痤疮。方中取枇杷叶苦平，性善降泄；桑白皮甘寒性降，二药俱入肺经，清肃肺热为君药。黄连、黄柏清热解毒燥湿为臣。人参、甘草益气和中共为佐使。现代研究发现枇杷清肺饮治疗女性寻常性痤疮疗效显著，与其可降低女性患者体内雄激素（睾酮）水平相关。另外枇杷清肺饮对多种病原微生物的生长有一定的抑制作用，能显著降低毛细血管的通透性，减少炎性渗出，促进炎性病灶分解吸收，并具有激活和增强机体非特异性免疫功能的作用。

枇杷叶降逆止呕的功效主要用于治疗胃热引起的呕吐、呃逆等症，临床常与黄连、竹茹、蒲公英等配伍使用。

枇杷叶用量一般为6～10g，煎服。止咳宜蜜炙用，止呕宜生用。

胃寒呕吐及肺感风寒咳嗽者忌服。

桑 白 皮

《神农本草经》

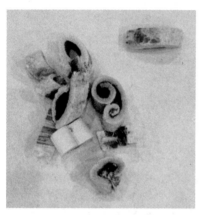

图 13-14 桑白皮

桑白皮（图 13-14）为桑科植物桑的干燥根皮。全国大部分地区均产。本品甘，寒。归肺经。具有泻肺平喘，利水消肿的功效。《名医别录》记载桑白皮"去肺中水气，唾血，热渴，水肿，腹满胪胀，利水道"。桑白皮中主要含有苯并呋喃类、芪类、黄酮类、苯丙素类、三萜类、生物碱类等化合物。现代药理研究表明桑白皮具有镇咳、祛痰、平喘、利尿、镇痛、抗炎、降血糖、舒张心血管、抗病毒、抗癌、免疫调节、抗氧化、抗过敏等多种药理作用。

桑白皮泻肺平喘的功效主要用于治疗肺热喘咳，临床常与地骨皮、甘草、粳米配伍组成泻白散。方中桑白皮，长于泻肺中水气及肺火；地骨皮善泻肾火，能降肺中伏火，退热之余尚能补正气。二药配伍，共奏泻肺平喘、滋阴降火之功，且可导肺经之热从小便而去。

桑白皮利水消肿的功效主要用于治疗水肿胀满尿少、面目肌肤浮肿等症，临床常与茯苓皮、生姜皮、大腹皮、陈皮等配伍组成五皮散，利水消肿、理气健脾，治疗脾虚湿盛、气滞水泛之皮水证。

此外，本品还有降血压、降血糖的功效。

桑叶、桑枝、桑白皮均来自桑科植物桑。其中桑叶为桑树的干燥叶，具有疏散风热，清肺润燥，清肝明目之效；桑枝为桑树的干燥嫩枝，具有祛风湿，利关节的功效；桑白皮为桑树除去栓皮后的干燥根皮，具有泻肺平喘，利水消肿的功效。临床经常将三味药物合用，通络降糖、防治糖尿病及其并发症。

桑白皮用量一般为 6～12g，煎服。泻肺利水、平肝清火宜生用；肺虚咳喘宜蜜炙用。

肺虚无火，小便多及风寒咳嗽者忌服。

葶 苈 子

《神农本草经》

葶苈子为十字花科植物独行菜或播娘蒿的成熟种子。前者称"北葶苈"，主产于河北、辽宁、内蒙古、吉林等地；后者称"南葶苈"，主产于江苏、山东、安徽、浙江等地。本品辛、苦，大寒。归肺、膀胱经。具有泻肺平喘，行水消肿的功效。《神农本草经》记载葶苈子"主癥瘕积聚结气，饮食寒热，破坚逐邪，通利水道"。葶苈子中主要含有硫苷类、异硫氰酸和芥子苷类、黄酮类、强心苷类、苯丙素类、有机酸类及脂肪油类等化合物。现代药理研究表明葶苈子具有止咳平喘、强心、抗菌、抗癌、调血脂等多种药理作用。

葶苈子（图 13-15）泻肺平喘的功效主要用于治疗痰涎壅肺所致的喘咳痰多、胸胁胀满、不得平卧等症。现代研究发现葶苈子具有显著的止咳平喘、强心利尿、抗菌消炎作用。葶苈子在泻肺涤痰平喘方面有着独特优势，临床常配伍大枣组成葶苈大枣泻肺汤，葶苈破水泻肺，大枣护脾通津，以缓制峻，泻肺而不伤脾。

葶苈子行水消肿的功效主要用于治疗水肿，胸腹积水，小便不利等症。

葶苈子用量一般为 5～10g，包煎。

肺虚喘咳及脾虚肿满者忌服。

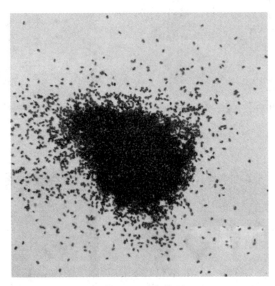

图 13-15　葶苈子

本章彩色图片

第十四章 安神药

酸枣仁

《神农本草经》

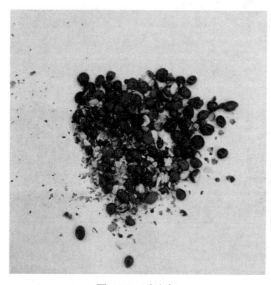

图 14-1　酸枣仁

酸枣仁（图 14-1）为鼠李科植物酸枣的干燥成熟种子。主产于辽宁、河北、山西、内蒙古、陕西等地。本品甘、酸，平。归肝、胆、心经。具有养心补肝，宁心安神，敛汗，生津的功效。《神农本草经》记载酸枣仁"主心腹寒热，邪结气聚，四肢酸痛湿痹，久服安五脏，轻身延年"。酸枣仁中主要含有皂苷及三萜类、黄酮类、生物碱类等化合物。现代药理研究表明酸枣仁具有镇静催眠、抗惊厥、抗焦虑、抗心律失常、降血脂、增强免疫、对心肌及脑缺氧缺血有保护作用等多种药理作用。

酸枣仁养心补肝、宁心安神的功效主要用于治疗虚烦不眠、惊悸多梦，本品为养心安神之要药，临床常与知母、茯苓、川芎、甘草等配伍组成酸枣仁汤。方中酸枣仁养血补肝，宁心安神，为君药；茯苓宁心安神，知母滋阴润燥，清热除烦，俱为臣药；川芎之辛散，调肝血，疏肝气，为佐药；川芎与酸枣仁相伍，寓散于收，补中有行，共奏养血调肝之功；甘草和中缓急，调和诸药，为佐使药；合而成方，共奏养血安神、清热除烦之功。《本草易读》称其为"治虚劳虚烦不眠，诸方第一"，是治疗虚烦失眠之良方。现代药理研究也表明，酸枣仁汤具有改善睡眠时相结构、镇静催眠、抗焦虑、抗抑郁、改善学习记忆、脑保护等广泛的药理作用。

酸枣仁敛汗的功效主要用于治疗体虚多汗，临床常与黄芪、五味子、山茱萸等药配伍使用。

酸枣仁还有生津止渴的功效，可用治津伤口渴。

酸枣仁用量一般为 10～20g，煎服。生酸枣仁与炒酸枣仁均能补肝胆，但炒酸枣仁酸温而香，同时能醒脾宁心，《景岳全书》记载"多眠者生用，不眠者炒用"。

有实邪郁火及患有滑泄症者慎用。

首 乌 藤

《何首乌传》

首乌藤（图 14-2）为蓼科植物何首乌的干燥藤茎。
主产于河南、湖北、广东、广西、贵州等地。本品甘，
平。归心、肝经。具有养血安神，祛风通络的功效。《本
草纲目》记载首乌藤"风疮疥癣作痒，煎汤洗浴，甚
效"。首乌藤中主要含有二苯乙烯类、蒽醌类、黄酮类、
酚酸、核苷类、无机元素等。现代药理研究表明首乌
藤具有调节神经系统、调节免疫、抗氧化、抗炎抑菌、
止痒、抗过敏、降血脂、降血糖等多种药理作用。

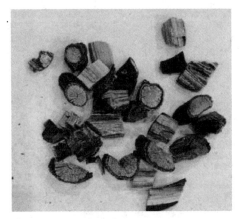

图 14-2 首乌藤

首乌藤养血安神的功效主要用于治疗失眠多梦，
本品常用于阴虚血少所导致的失眠多梦、心神不宁，
临床常与酸枣仁、柏子仁、茯神、远志、合欢皮等养
心安神药同用；若患者阴虚火旺伴梦多，常与珍珠母、
琥珀、龙骨等配伍使用。

首乌藤祛风通络的功效主要用于治疗血虚身痛、风湿痹痛。血虚身痛时，临床常与红花、
当归、川芎、鸡血藤等配伍使用。

首乌藤用量一般为 10～30g，煎服。外用适量。

躁狂属实火者慎服。

远 志

《神农本草经》

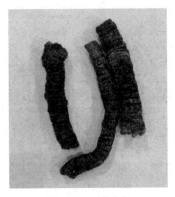

图 14-3 制远志

远志（图 14-3）为远志科植物远志或卵叶远志的干燥根，
主产于山西、陕西、河北、河南等地。本品苦、辛，温。归心、
肾、肺经。具有安神益智，交通心肾，祛痰开窍，消散痈肿的
功效。《神农本草经》记载远志"主咳逆伤中，补不足，除邪
气，利九窍，益智慧，耳目聪明，不忘，强志，倍力"。远志
中主要含有三萜皂苷、糖酯类以及香豆素、木质素、黄酮、生
物碱等化合物。现代药理研究表明远志具有镇静催眠、抗惊厥、
抗衰老、抗痴呆、脑保护、镇咳祛痰、抗抑郁、抗菌、抗癌等
多种药理作用。

远志安神益智的功效主要用于治疗心肾不交引起的失眠多
梦、健忘惊悸、神志恍惚，临床常与茯神、琥珀、酸枣仁等安

神药同用；治疗健忘时，常与石菖蒲配伍组成远志散，益智开窍。现代研究发现远志石菖蒲水合剂具有防止脑萎缩、增加脑质量的作用，通过抗自由基，恢复胆碱能系统，可改善老年性痴呆模型小鼠的学习记忆能力。

　　远志用量一般为 3～10g，煎服。

本章彩色图片

第十五章　平肝息风药

石　决　明

《名医别录》

石决明（图15-1）为鲍科动物鲍的贝壳。本品咸，寒。归肝经。具有平肝潜阳，清肝明目的功效。《医学衷中参西录》记载："石决明味微咸，性微凉，为凉肝镇肝之要药。"石决明中主要含有无机盐、微量元素、氨基酸等。现代药理研究表明石决明具有镇静、抗氧化、抗急性肝损伤、中和胃酸、调节免疫力、抑菌、降血糖、抗肿瘤等多种药理作用。

石决明平肝潜阳的功效主要用于治疗肝阳上亢，头痛眩晕，本品为平肝凉肝之要药，善治肝肾阴虚，阴不制阳而致肝阳上亢之头痛眩晕，临床常与代赭石、珍珠母、牡蛎等配伍使用。

石决明清肝明目的功效主要用于治疗目赤翳障，视物昏花，青盲雀目，本品能清肝火、益肝阴，有明目退翳的

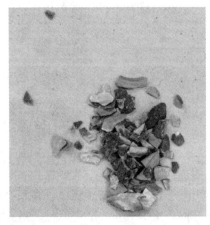

图 15-1　石决明

功效。现代研究发现石决明可以提高晶状体内酶系活性，对抗膜过氧化作用，增强透明质酸、硫酸软骨素等的合成，从而保护眼睛晶状体、玻璃体、角膜，为治目疾常用药。

石决明用量一般为 6~20g，打碎先煎。平肝、清肝宜生用，外用点眼宜煅用、水飞。

脾胃虚寒者慎服；消化不良胃酸缺乏人群禁服。

珍　珠　母

《本草图经》

珍珠母为蚌科动物三角帆蚌、褶纹冠蚌或珍珠贝科动物马氏珍珠贝的贝壳。主产于江苏、浙江、广东、广西、海南等地。本品咸，寒。归肝、心经。具有平肝潜阳，安神定惊，明目退翳的功效。《本草纲目》记载珍珠母"安魂魄、止遗精白浊，解痘疗毒"。珍珠母中主要含有碳酸钙（90%以上），另含有机质（3.5%左右）和少量镁、铁等微量元素等。现代药理研究表明珍珠母具有镇静、抗氧化、抗急性肝损伤、中和胃酸、调节免疫力、抑菌、降血糖、抗肿瘤、利尿、抑制离体肠壁和子宫收缩、降低缺血脑组织的单个细胞趋化蛋白含量等多种药理作用。

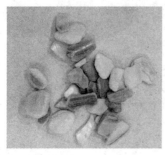

图 15-2　珍珠母

珍珠母（图 15-2）平肝潜阳的功效主要用于治疗肝阳上亢引起的头痛眩晕，临床常与石决明、牡蛎、磁石、钩藤、葛根等药配伍使用。

珍珠母安神定惊的功效主要用于治疗心神不宁所导致的惊悸失眠等症。本品为治疗失眠多梦的常用药，现代研究发现珍珠母富含钙、铁、钠、钾等微量元素，这些微量元素可抑制神经和骨骼肌兴奋，作用于睡眠期，主要影响快速眼动睡眠期，临床常与茯神、龙骨、琥珀、合欢皮、素馨花等药配伍使用。

珍珠母还有明目退翳的功效，主要用于治疗目赤翳障、视物昏花等症。

另外还可将本品研细末，外用治湿疮瘙痒、口疮等症；或内服治胃、十二指肠球部溃疡。

珍珠母用量一般为 10～25g，先煎。外用适量。

脾胃虚寒者及孕妇慎用。

牡　蛎

《神农本草经》

牡蛎（图 15-3）为牡蛎科动物长牡蛎、大连湾牡蛎或近江牡蛎的贝壳。主产于广东、福建、浙江、江苏、山东等地。本品咸，微寒。归肝、胆、肾经。具有潜阳补阴，重镇安神，软坚散结，收敛固涩，制酸止痛的功效。《神农本草经》记载牡蛎"惊恚怒气，除拘缓，鼠瘘，女子带下赤白"。牡蛎中主要含有碳酸钙等化合物。现代药理研究表明牡蛎具有调节血脂、抑制血小板聚集、改善高血糖症状、提高人体免疫力、促进新陈代谢等多种药理作用。

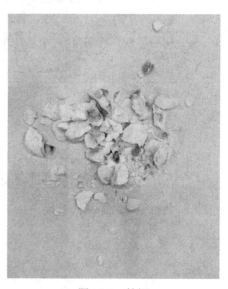

图 15-3　牡蛎

牡蛎潜阳补阴的功效主要用于治疗肝阳上亢，眩晕耳鸣，临床常与怀牛膝、生赭石、生龙骨、生龟板、生杭芍、玄参、天冬等配伍组成镇肝熄风汤，镇肝息风，滋阴潜阳，治疗肝肾阴虚、肝风内动之证。

牡蛎重镇安神的功效主要用于治疗心神不宁，惊悸失眠，临床常与龙骨、代赭石、琥珀、酸枣仁、远志等配伍使用。

牡蛎软坚散结的功效主要用于治疗痰核、瘰疬痞块，临床常与浙贝母、皂角刺等配伍使用。

牡蛎收敛固涩的功效主要用于治疗自汗盗汗、遗精滑精、崩漏带下等。本品煅后有收敛固涩作用，可用于多种滑脱不禁之证。如治疗自汗、盗汗，本品为敛汗之要药，凡虚汗，皆可用之。临床常与麻黄根、浮小麦等配伍组成牡蛎散，敛阴止汗，益气固表。另外止汗时煅牡蛎临床常与煅龙骨同用。

牡蛎制酸止痛的功效主要用于治疗胃痛吞酸，临床常与海螵蛸、煅瓦楞子、炒莱菔子、水红花子等药配伍使用。

牡蛎用量一般为 9～30g，先煎。潜阳补阴、重镇安神、软坚散结生用，收敛固涩、制酸止痛煅用。

牡蛎不宜多服久服，易引起便秘和消化不良。

代 赭 石

《神农本草经》

代赭石（图 15-4）为氧化物类矿物赤铁矿的矿石，主含三氧化二铁。主产于山西、河北等地。本品苦，寒。归肝、心、肺、胃经。具有平肝潜阳，重镇降逆，凉血止血的功效。《神农本草经》记载代赭石治疗"腹中毒邪气，女子赤沃漏下"。代赭石为氧化物类矿物刚玉族赤铁矿，主含三氧化二铁，并含镉、钴、铬、铜、锰、镁等多种微量元素。现代药理研究表明代赭石具有促进红细胞及血红蛋白的新生、兴奋肠道、增强肠蠕动、促进消化吸收、镇静中枢神经、镇吐催眠、镇痛止咳等多种药理作用。

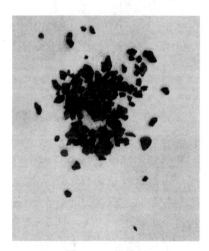

图 15-4 代赭石

代赭石平肝潜阳的功效主要用于治疗肝阳上亢，眩晕耳鸣等症，本品为临床重镇潜阳常用的药物。临床常与生牡蛎、生龙骨、生龟板、生白芍、生麦芽、牛膝等药物配伍组成镇肝熄风汤，镇肝息风，滋阴潜阳。

代赭石重镇降逆的功效主要用于治疗胃气上逆所导致的呕吐、呃逆、噫气不止等症，临床常与旋覆花、半夏、生姜、人参、大枣、炙甘草等药配伍组成旋覆代赭汤。方中旋覆花味苦辛咸，性微温，有消痰浊，软坚散结之功；代赭石质地重坠，具有降痰涎之功，二药配伍，既能降逆气，止呃逆，又能散水气，化痰结。半夏辛温，性滑而降，为降逆止呕燥湿化痰之要药，配合生姜则降逆止呕之功更著，其辛味又可散结以助旋覆花、代赭石降逆化痰散结之功。人参、大枣、炙甘草可补脾益气，使中气足。旋覆代赭汤在临床应用时，其代赭石的剂量必须根据实际病证而加减应用。如患者为肝气上逆、气血上逆等实证时，剂量可适当增加以提高疗效；如患者为阳气不足，胃气已虚，则当小剂量应用，以防其伤正。

另外代赭石还有凉血止血的功效，临床常用于气火上逆，迫血妄行所导致的出血证。现代研究发现煅赭石的镇静、抗惊厥、缩短凝血时间作用优于生赭石。

代赭石用量一般为 9～30g，打碎先煎。张锡纯曾谓"降胃之药实以代赭石为最效，若煅用之即无斯效"，推崇研细生用之法，故平肝潜阳、重镇降逆宜生用，止血宜煅用。

本品苦寒，易伤脾胃，故脾胃虚寒，食少便溏者慎用。孕妇慎用。煅赭石因含有小量的砷而有毒性，无论是生品还是炮制品都应中病即止，不可久服。

刺　蒺　藜

《神农本草经》

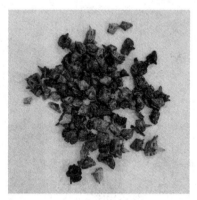

图 15-5　刺蒺藜

刺蒺藜（图 15-5）又称白蒺藜，为蒺藜科植物蒺藜的果实。主产于河南、河北、山东、安徽等地。本品辛、苦，微温；有小毒。归肝经。具有平肝疏肝、祛风明目的功效。《神农本草经》记载刺蒺藜"主恶血，破癥结积聚，喉痹，乳难。久服，长肌肉，明目"。刺蒺藜中主要含有皂苷类、黄酮类、生物碱类和氨基酸类、多糖和微量元素等。现代药理研究表明刺蒺藜具有抗衰老、保护心脑血管系统、调节血脂、降血糖、抗菌、抑癌、抗炎等多种药理作用。

刺蒺藜平肝疏肝的功效主要用于治疗肝阳上亢所导致的头晕目眩，或肝郁气滞所导致的胸胁胀痛等症，治疗肝阳上亢时常与钩藤、桑叶、栀子、珍珠母等药物配伍使用。治疗肝郁气滞时常与柴胡、郁金、香附、元胡等药物配伍使用。

刺蒺藜祛风明目的功效主要用于治疗风热上攻所导致的目赤肿痛、多泪多眵或翳膜遮睛等症。本品为祛风明目要药，临床常与青葙子、谷精草、菊花、决明子等配伍使用。

刺蒺藜还有祛风止痒的功效，可以用于治疗风疹瘙痒、白癜风等。临床常与当归、白芍、川芎、生地黄、防风、荆芥穗、黄芪、炙甘草等组成当归饮子，益气固表而不留邪，疏散风邪而不伤正，有补有散，标本兼顾。本方养血之功胜于祛风，常用于阴血亏虚兼有风邪的各种慢性皮肤病。

另外刺蒺藜还常用于治疗男科偏实、偏热之疾，本品三角四刺，善行善破，能疏能清，专入肝经，主疏理气血，而其性苦温，可解肝脾之气滞，疏肝之瘀滞，使其疏中有通，促进气血运行周身。对于肝郁气滞所导致的阳痿、不育以及泌尿系炎症等治疗效果较好。临床应用时常配伍蜈蚣，蜈蚣通达走窜的能力甚是猛烈，其疏达人体血脉，通达宗筋之力俱佳，且阳事乃脑之所司，本品其性辛温纯阳，可兴其阳事以疗阳痿之病，二者配伍通过疏通肝郁之气滞，活其络，通其宗筋，促进气血循环，使其直达宗筋，达到振阳起痿的作用。

刺蒺藜用量一般为 9～30g，煎服。蒺藜性苦，有小毒，故炮制上需要炒制，故常用炒蒺藜。

气血亏虚失固、阴虚火旺者慎用，孕妇慎用。

钩　藤

《名医别录》

钩藤为茜草科植物钩藤、大叶钩藤、毛钩藤、华钩藤或无柄果钩藤的干燥带钩茎枝。主产于广东、贵州、广西、福建、江西等地。本品甘，凉。归肝、心包经。具有息风定惊，清热平肝的功效。《药性论》记载钩藤"主小儿惊啼，瘈疭热壅"。钩藤中主要含有生物碱类、黄酮类、三萜类和苷类等，其中以生物碱的含量尤为丰富，如钩藤碱、异钩藤碱、去氢钩藤碱等。现代药理研究表明钩藤具有消炎、止痛、降压、抗癌、抗癫痫等多种药理作用。

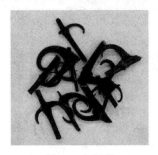

图 15-6　钩藤

　　钩藤（图 15-6）息风定惊的功效主要用于治疗肝风内动所导致的惊痫抽搐、高热惊厥等症，本品长于清心包之火，泻肝经之热，有息风止痉作用，为治肝风内动，惊痫抽搐之常用药，临床常与羚羊角、桑叶、茯神、生地、白芍、菊花等配伍组成羚角钩藤汤，凉肝息风，增液舒筋，治疗肝热生风之证。

　　钩藤清热平肝的功效主要用于治疗肝火上攻或肝阳上亢所导致的头胀头痛、眩晕等症。临床常与天麻、黄芩、栀子、石决明、牛膝等药配伍组成天麻钩藤饮。方中天麻、钩藤二药为君药，均入肝经，有平肝息风之效；石决明性味咸平，可平肝潜阳、除热明目；牛膝引血下行，直折亢阳，两者共为臣药，以助君药平肝息风之功。配黄芩、栀子清热泻火；伍益母草活血利水；再用杜仲、桑寄生补益肝肾，夜交藤、茯神宁心安神，全方共奏平肝息风、清热活血、补益肝肾之效。目前，临床上将天麻钩藤饮广泛应用于治疗高血压、脑出血、偏头痛、儿童多发性抽动症等多种疾病。现代研究发现钩藤中的生物碱为其降压作用的主要成分，天麻钩藤饮不仅可降低患者血压，同时可改善头痛、眩晕、失眠等伴随症状及保护靶器官。

　　钩藤用量一般为 3～12g，后下。钩藤质轻味薄，入药煎煮时间不宜过长，否则可显著降低其疗效。

　　体虚者、无火者慎用。

天　麻

《神农本草经》

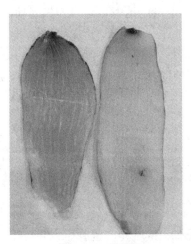

图 15-7　天麻

　　天麻（图 15-7）为兰科植物天麻的干燥块茎。主产于湖北、四川、云南、贵州、陕西等地。本品甘，平。归肝经。具有息风止痉，平抑肝阳，祛风通络的功效。《开宝本草》记载天麻"主诸风湿痹，四肢拘挛，小儿风痫、惊气，利腰膝，强筋力"。天麻中主要含有酚性化合物及其苷类（天麻苷），甾醇和有机酸类（琥珀酸、谷甾醇、柠檬酸、棕榈酸等）、多糖类等化合物。现代药理研究表明天麻具有抗惊厥、抗眩晕、镇静、抗血小板聚集、抗心肌缺血、抗血栓形成、降低血压、延缓衰老以及增强免疫力等多种药理作用。

　　天麻息风止痉的功效主要用于治疗小儿惊风、癫痫抽搐、破伤风等，如治疗小儿惊风时，临床常与僵蚕、蝉蜕、全蝎、钩藤、人参、甘草等配伍组成钩藤饮子，息风止惊，补脾益气，治疗小儿脾虚肝旺，虚风内动所致的慢惊风。

天麻平抑肝阳、祛风通络的功效主要用于治疗肝阳上亢或风痰上扰所导致的眩晕、头痛等症。治疗肝阳上亢时，常与钩藤、益母草、桑叶、石决明、牛膝等配伍组成天麻钩藤饮；治疗风痰上扰时，常与半夏、白术、茯苓、甘草等配伍组成半夏白术天麻汤，化痰息风，健脾祛湿。临床常用于治疗耳源性眩晕、高血压、神经性癫痫等属风痰上扰者。

天麻用量一般为 3～10g，煎服。

津液衰少，血虚、阴虚等患者慎用。

地　龙

《神农本草经》

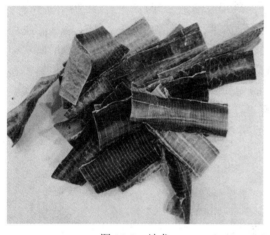

图 15-8　地龙

地龙（图 15-8）为钜蚓科动物参环毛蚓、通俗环毛蚓、威廉环毛蚓或栉盲环毛蚓的干燥体。前一种习称"广地龙"，主产于广东、广西、福建等地；后三种习称"沪地龙"，主产于上海一带。本品咸、寒。归肝、脾、膀胱经。具有清热定惊，通络，平喘，利尿的功效。《本草拾遗》记载地龙"疗温病大热，狂言，主天行诸热，小儿热病癫痫"。地龙中主要含有不饱和脂肪酸、脂类、蛋白质、核苷酸、微量元素、人类必需氨基酸以及酶类等。现代药理研究表明地龙具有平喘降压、解热镇痛、抗凝血、抗血栓、抗肿瘤、增强免疫等多种药理作用。

地龙通络的功效主要用于治疗关节痹痛、肢体麻木、半身不遂等症，临床常与全蝎、僵蚕等配伍，祛风、通络、化痰、散结、活血，以祛除风、湿、痰、瘀等阻滞络脉之邪气，邪气去则络脉通，络脉通则疼痛自止，治疗顽固性疼痛、顽固性哮喘、类风湿关节炎等疾病。治疗中风之气虚血瘀证时，常与黄芪、赤芍、川芎等配伍组成补阳还五汤，其中地龙以走窜搜剔之功，周行全身，以达药力。现代研究发现地龙及其有效成分可以修复血管内皮损伤，抗血小板聚集，并通过抗凝、溶栓、调节纤溶系统平衡等机制抑制血栓形成，此外，地龙还可调控炎症因子表达，抑制炎症反应，从而改善缺血性脑损伤的炎症损伤，修复神经功能。

地龙清热定惊的功效主要用于治疗热极生风所致的神昏谵语、痉挛抽搐以及小儿惊风、癫狂等。其中热极生风时，常与钩藤、牛黄、全蝎等药配伍使用。

地龙平喘的功效主要用于治疗邪热壅肺，肺失肃降所导致的喘息不止、喉中哮鸣有声等症，现代研究发现地龙可松弛气管平滑肌、改善气道重塑，具有平喘止咳的功效。地龙有着显著的解热镇痛作用，其解热机制可能是通过调节体温中枢达到解热效果。本品可单味研末内服，或配伍麻黄、苦杏仁、黄芩等加强清肺化痰、止咳平喘之功。

地龙还有利尿的功效，主要用于治疗湿热水肿，小便不利或尿闭不通等症。

地龙用量一般为 5～10g，煎服。生地龙主要有平喘、抗凝血、抗血栓、抗肿瘤、降血压等药理作用，蛤粉制地龙增强其平喘作用，酒制地龙可增强其活血通络作用。

过敏体质者慎用或禁用。

全　蝎

《蜀本草》

全蝎（图 15-9）为钳蝎科动物东亚钳蝎的干燥体。主产于河南、山东、河北、辽宁等地。本品辛，平；有毒。归肝经。具有息风镇痉，通络止痛，攻毒散结的功效。《开宝本草》记载全蝎"疗诸风瘾疹及中风半身不遂，口眼㖞斜，语涩，手足抽搐"。全蝎中主要含有蝎毒、三甲胺、甜菜碱、牛磺酸、棕榈酸、软脂酸、硬脂酸、胆甾醇及铵盐、卵磷脂，还含有苦味酸赅等化合物。现代药理研究表明全蝎具有抗肿瘤、抗哮喘、抗凝、抗血栓、促纤溶、镇痛、抗癫痫、抗惊厥等多种药理作用。

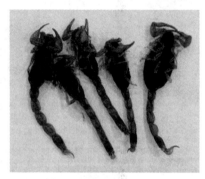

图 15-9　全蝎

全蝎息风镇痉的功效主要用于治疗肝风内动、痉挛抽搐、小儿惊风、中风半身不遂、破伤风等，如治疗风中经络、口眼㖞斜时，临床常与僵蚕、白附子配伍组成牵正散，祛风化痰，通络止痉。方中白附子辛温燥烈，入阳明经而走头面，以祛风化痰，尤其善散头面之风，为君；全蝎、僵蚕均能祛风止痉，其中全蝎长于通络，僵蚕且能化痰，合用既助君药祛风化痰之力，又能通络止痉，共为臣药。治疗风中头面经络所导致的口眼㖞斜或面肌抽动等症，本方临床应用时往往用热酒调服。

全蝎通络止痛的功效主要用于治疗风湿顽痹，偏正头痛，本品为虫类药，善于搜风、通络止痛，如治疗顽固性头痛，多与天麻、蜈蚣粉、全蝎粉、僵蚕、川芎等药配伍使用，也可单用研末吞服。临床常把蜈蚣粉、全蝎粉、僵蚕粉三味药合用，每味药物 1～1.5g，打粉冲服，以达到祛风活血，通络止痛的目的，并借助风药引诸药上行，改善脑血管微循环，该方可以明显减轻头痛发作次数、头痛程度，治疗顽固性头痛久病入络者疗效较好。

另外全蝎还有攻毒散结的功效，主要用于治疗疮疡肿毒，本品有毒，能以毒攻毒，解毒而散结消肿。

全蝎用量一般为 3～6g，煎服；或研末吞服，每次 0.6～1g。现代研究发现全蝎的主要有效成分是蝎毒蛋白，蝎毒蛋白不耐热，经过长时间的水煮，大量的蛋白成分会变性失活或被水溶解损失，不利于全蝎有效成分的保持，导致药效降低。中药免煎剂可以最大限度地保留全蝎的有效成分，并且减轻了全蝎的毒性成分。

本品有毒，用量过大可导致呼吸麻痹；孕妇禁用；过敏体质者慎用。

蜈　蚣

《神农本草经》

蜈蚣为蜈蚣科动物少棘巨蜈蚣的干燥体，主产于浙江、湖北、湖南、江苏等地。本品辛，

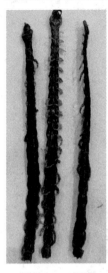

图 15-10　蜈蚣

温；有毒。归肝经。具有息风镇痉，通络止痛，攻毒散结的功效。《本草纲目》记载蜈蚣"小儿惊痫风搐，脐风口噤、丹毒、秃疮、瘰疬、便毒、痔漏、蛇瘕、蛇瘴、蛇伤"。蜈蚣中主要含有蛋白质、氨基酸、脂肪酸、微量元素、多糖等。现代药理研究表明蜈蚣具有抗肿瘤、调节免疫系统、抗菌、抗凝血、镇痛抗炎、抗惊厥等多种药理作用。

蜈蚣（图 15-10）息风镇痉的功效主要用于治疗肝风内动所导致的痉挛抽搐、小儿惊风、中风㖞斜、半身不遂等症，本品的息风止痉及搜风通络作用比全蝎更强，二者常相须为用，治疗多种原因引起的痉挛抽搐。

蜈蚣通络止痛的功效主要用于治疗风湿顽痹、顽固性偏正头痛，临床常与独活、威灵仙、川乌、僵蚕、川芎等配伍使用。

蜈蚣还具有攻毒散结的功效，可用于治疗疮疡肿毒、瘰疬结核等症。现代研究发现蜈蚣提取物可通过抑制肿瘤增殖、促进凋亡、抑制血管生成、调节免疫等多种途径对肿瘤起到抑制作用。因此许多医家还用其治疗恶性肿瘤。

另外，蜈蚣还能兴其阳事以疗阳痿之病。《景岳全书》记载："其性能可入其脑，善理脑髓之肾精，使其不失所司也。"蜈蚣通达走窜的能力甚是猛烈，其疏达人体血脉，通达宗筋之力俱佳，且阳事乃脑之所司，本品其性辛温纯阳，故在临床上诊疗阳虚兼气滞血瘀型阳痿时可以使用。

蜈蚣用量一般为 3～5g，煎服，外用适量。

本品有毒，用量不宜过大；过敏体质者慎用；孕妇禁用。

僵　蚕

《神农本草经》

僵蚕（图 15-11）为蚕蛾科昆虫家蚕 4～5 龄的幼虫感染（或人工接种）白僵菌而致死的干燥体。主产于四川、江苏、浙江等地。本品咸、辛，平。归肝、肺、胃经。具有息风止痉，祛风通络，化痰散结的功效。《本草纲目》记载僵蚕"散风痰结核、瘰疬、头风、风虫齿痛，皮肤风疮，丹毒作痒……一切金疮，疔肿风痔"。僵蚕中主要含有蛋白质、多肽、氨基酸、核苷、挥发油、有机酸和衍生物、甾体、香豆素、黄酮、多糖、微量元素等。现代药理

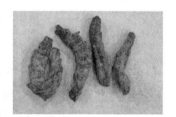

图 15-11　僵蚕

研究表明僵蚕具有抗惊厥、抗凝、抗血栓、促纤溶、抗癌、催眠、降糖、降脂、美容、减轻自由基对脑细胞的毒性等多种药理作用。

僵蚕息风止痉、化痰的功效主要用于治疗肝风夹痰所导致的惊痫抽搐、小儿急惊、破伤风等症，本品既能息风止痉，又能化痰定惊，故对惊风、癫痫夹有痰热者尤为适宜。

僵蚕祛风通络的功效主要用于治疗风中经络，口眼㖞斜，临床常与全蝎、白附子配伍组成牵正散，祛风化痰，通络止痉。

　　僵蚕化痰散结的功效可以用于治疗风热上攻所导致的咽喉肿痛、声音嘶哑等，临床常与黄芩、木蝴蝶、薄荷、鱼腥草、甘草等配伍使用。

　　僵蚕用量一般为 5～10g，煎服。

　　心虚不宁、血虚生风者慎服。

本章彩色图片

第十六章 开 窍 药

石 菖 蒲

《神农本草经》

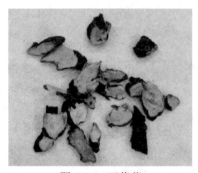

图 16-1　石菖蒲

石菖蒲（图 16-1）为天南星科植物石菖蒲的干燥根茎。主产于湖北、湖南、四川。本品辛、苦，温。归心、胃经，具有开窍豁痰，醒神益智，化湿和胃的功效。《神农本草经》记载石菖蒲"主风寒湿痹，咳逆上气，开心孔，补五脏，通九窍，明耳目，出音声。久服轻身，不忘，不迷惑，延年"。石菖蒲中主要含有倍半萜、苯丙烷、木脂素、生物碱和氨基酸类等化合物。现代药理研究表明石菖蒲具有保护神经细胞、降血压、抗心肌肥厚、抗血栓、保护心血管、提高免疫、安胎等多种药理作用。

石菖蒲开窍豁痰的功效主要用于治疗痰蒙清窍，神昏癫痫，石菖蒲开窍可舒利心气以解郁宽中，开窍宁神。其气清芬，走达诸窍而通之，使一身之气，起亟旋展，尤其化湿以畅达脾气，善治痰蒙五脏九窍之咳嗽鼻塞、口舌不适、健忘不寐、眩晕、耳鸣等疾患，如治疗中风痰迷心窍所导致的神志昏乱、舌强不能语等症时，常与天南星、半夏、枳实、茯苓、竹茹等配伍组成涤痰汤，豁痰开窍。

石菖蒲醒神益智的功效主要用于治疗健忘失眠，耳鸣耳聋，临床常与远志配伍组成远志汤，该方出自《圣济总录》，可治久心痛。其中远志芳香清冽、辛温行散、宁心安神、散郁化痰；石菖蒲辛散温通、利气通窍、辟浊化湿、理气化痰、活血止痛。远志通于肾、交于心，石菖蒲开窍启闭宁神。二药伍用，可通心窍、交心肾、益肾健脑聪智，开窍启闭宁神之力增强。

另外石菖蒲还可以化湿和胃，治疗湿浊中阻、脘闷腹胀、痞塞不舒。临床常与黄连、厚朴、豆豉、半夏配伍组成连朴饮，清热化湿，理气和中，治疗湿热霍乱之证。

石菖蒲用量一般为 3～10g，煎服。

阴虚阳亢、烦躁汗多、咳嗽、吐血、精滑者慎服。

本章彩色图片

第十七章 补虚药

党参

《增订本草备要》

党参（图 17-1）为桔梗科植物党参、素花党参或川党参的干燥根。前二者主产于甘肃、四川等地；后者主产于四川、湖北、陕西等地。本品甘，平。归脾、肺经。具有补脾益肺，养血生津的功效。《本草从新》记载党参"补中益气，和脾胃，除烦渴。中气微虚，用以调补，甚为平安"。党参中主要含有多糖、炔苷、生物碱、三萜类、苯丙素类、甾醇等化合物。现代药理研究表明党参具有增强造血功能、调节血压、保护胃肠道、增强免疫、抗氧化、抗肿瘤、抗疲劳、保护神经、抗菌、抗炎、降血脂等多种药理作用。

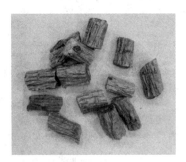

图 17-1 党参

党参补脾益肺的功效主要用于治疗脾肺气虚所导致的食少倦怠、咳嗽虚喘、食少便溏等症，临床常与白术、茯苓、甘草等配伍使用。临床常用本品代替古方中的人参。近代也有学者认为《伤寒论》方中所用的大部分人参实为桔梗科的党参而非五加科的人参，如张锡纯认为"古所用之人参，方书皆谓出于上党，即今之党参是也，考《神农本草经》载，人参味甘，未尝言苦，今党参味甘，辽人参则甘而微苦，古之人参其为今之党参无疑也"。

党参养血生津的功效主要用于治疗气血不足所导致的面色萎黄、头晕乏力、心悸气短等症。本品有气血双补的功效，常用于气虚不能生血，或血虚无以化气的气血两虚证。

党参用量一般为9～30g，煎服。

气滞及有实邪者忌服；不宜与藜芦同用。

太 子 参

《中国药用植物志》

太子参为石竹科植物孩儿参的干燥块根。主产于江苏、山东等地。本品甘、微苦，平。归脾、肺经。具有益气健脾，生津润肺的功效。《中国药用植物志》记载太子参"治小儿出虚汗为佳"。太子参中主要含有挥发油类、氨基酸类、太子参环肽类、微量元素类、太子参多糖类、太子参皂苷类、脂肪酸类、甾醇类等化合物。现代药理研究表明太子参具有保护心肌、提高免疫

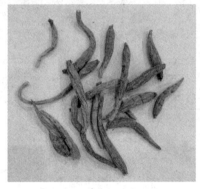

图 17-2　太子参

功能、抗化学降解、抗酶解和改善肺部功能等多种药理作用。

太子参（图 17-2）益气健脾的功效主要用于治疗脾虚所导致的体倦、食欲不振、口干等症。本品既能补脾气，又能养胃阴，临床常与党参、山药、石斛等药配伍使用。

太子参生津润肺的功效主要用于治疗小儿及热病之后，气阴不足、倦怠自汗、口干口渴等症。现代研究发现太子参还可以通过改善胰岛素信号传导，调节机体血糖平衡。

太子参用量一般为 3～5g，煎服。

表实或邪盛者慎用。

黄　芪

《神农本草经》

黄芪（图 17-3）为豆科植物蒙古黄芪或膜荚黄芪的干燥根。主产于山西、甘肃、黑龙江、内蒙古等地。本品甘，微温。归脾、肺经。具有补气升阳，益卫固表，利水消肿，生津养血，行滞通痹，托毒排脓，敛疮生肌的功效。《神农本草经》记载黄芪"主治痈疽，久败疮，排脓止痛……补虚"。黄芪中主要含有多糖类、黄酮类、皂苷类、氨基酸类及少量微量元素等。现代药理研究表明黄芪具有调节免疫、抗感染、抗氧化、抗病毒、抗肿瘤、降血糖和双向调节血压及保护多种脏器等多种药理作用。

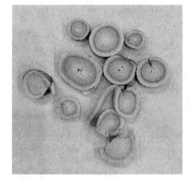

图 17-3　黄芪

黄芪补气升阳的功效主要用于治疗气虚引起的乏力、食少便溏、水肿尿少、中气下陷、久泻脱肛、便血崩漏等症，临床常与白术、人参、升麻、柴胡等配伍组成补中益气汤，补中益气、升阳举陷，治疗脾虚气陷证和气虚发热证。

黄芪利水消肿的功效主要用于治疗气虚水肿，如治疗肺脾气虚，风邪水湿泛滥时，常与防己、甘草、白术、生姜、大枣配伍组成防己黄芪汤。方中以防己、黄芪共为君药，防己祛风行水，黄芪益气固表，兼可利水，两者相合，祛风除湿而不伤正，益气固表而不恋邪，使风湿俱去，表虚得固。臣以白术补气健脾祛湿，既助防己祛湿行水之功，又增黄芪益气固表之力。佐入姜、枣调和营卫，甘草和中，兼可调和诸药，全方主治卫表不固，外感风邪，水湿泛溢肌肤所致的风湿证、风水证。现代研究发现防己黄芪汤具有调节免疫、抗炎、镇痛、抗凝血、利尿、降血脂等作用，故该方可广泛运用于内外各科疾病。

黄芪生津养血的功效主要用于治疗血虚萎黄，气血两虚之证，本品具有养血之功，且通过补气又有助于生血，故也常用治血虚或气血两虚，临床常与当归配伍组成当归补血汤，方中重用黄芪，其用量五倍于当归，用黄芪大补脾肺之气，以资化源，使气旺血生，配以少量当归养血和营，则浮阳秘敛，阳生阴长，气旺血生，虚热自退，主治血虚阳浮发热之证。

黄芪行滞通痹的功效主要用于治疗气虚血滞所导致的半身不遂、痹痛麻木等症，如治中风后遗症，临床常与当归、川芎、赤芍、地龙、红花、桃仁等配伍组成补阳还五汤，补气活血通络，治疗中风之气虚血瘀证。如治疗气虚血滞不行的痹痛、肌肤麻木，临床常与桂枝、芍药、生姜、大枣等组成黄芪桂枝五物汤，益气温经、和血通痹，方中黄芪益气固卫、振奋阳气为君药，桂枝温经通阳、协黄芪达表而运行气血为臣药，芍药养血和营为佐药，生姜祛散风邪、大枣调和营卫为使药。如伴有疼痛，常用本方配伍红花、丹参、三七等活血止痛药物。

黄芪用量一般为9～30g，煎服。益气补中宜蜜炙用，其他方面多生用。

表实邪盛及阴虚阳亢者禁服。

山 药

《神农本草经》

山药（图17-4）为薯蓣科植物薯蓣的根茎。主产于河南、河北等地，传统认为河南古怀庆府（今河南焦作所辖的温县、武陟、博爱、沁阳等县）所产者品质最佳，故有"怀山药"之称。山药作为"四大怀药"之首，医家评价其"温补""性平"，是"药食同源"的典范。本品甘，平。归脾、肺、肾经。具有益气养阴，补脾肺肾，固精止带的功效。《神农本草经》记载山药"补中，益气力，长肌肉"。山药中主要含有多糖、氨基酸、脂肪酸、山药素类化合物、尿囊素、微量元素、淀粉等。现代药理研究表明山药具有降血糖、降血脂、抗氧化、调节脾胃、抗肿瘤、免疫调节等多种药理作用。

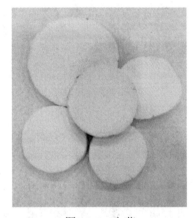

图17-4 山药

山药益气养阴，补脾肺肾的功效主要用于治疗脾虚食少、大便溏泻、白带过多等症，临床常与人参、白术、茯苓、白扁豆、砂仁等配伍组成参苓白术散，补脾胃，益肺气，用于脾胃虚弱之证。山药常用于治疗脾虚泄泻，尤其在夏秋季节，小儿贪凉饮冷，感受湿邪，伤及脾胃，随之滑泻，久则气阴亏耗而湿邪不去，单用滋补或渗利均是不妥，唯用山药补而不腻，补中有消，可以放心使用。

山药还有补肾固精止带的功效，主要用于治疗肾虚所导致的遗精、带下、尿频等症。

山药用量一般为15～30g，煎服。

湿盛中满或有积滞者慎用。

五 指 毛 桃

《生草药性备用》

五指毛桃又名南芪，为桑科植物粗叶榕的干燥根。主产于福建、云南、贵州、广西、广东、海南等地。甘，微温。归肺、脾、胃、大肠、肝经。具有健脾化湿，行气化痰，舒筋活络的功效。《生草药性备用》记载五指毛桃"根治热咳痰火"。五指毛桃中主要含有香豆素类、黄酮类、有机酸类、酯类、萜类、甾醇类等化合物。现代药理研究表明五指毛桃具有止咳化痰平喘、改善消化、抗炎镇痛、抗菌、抗氧化、抗辐射损伤等多种药理作用。

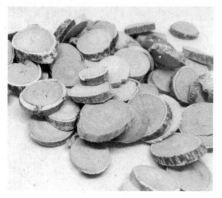

图 17-5　五指毛桃

五指毛桃（图 17-5）健脾化湿，行气化痰的功效主要用于湿盛所导致的脾虚浮肿、食少无力、肺痨咳嗽、带下、产后无乳等症，因本品既可固护脾胃和肺气，又能利水祛湿，对于海南本地的肝硬化、肾炎等下焦行水不畅，且久病已成虚劳的病人尤为适宜。临床常与白术、茯苓等药合用，健脾胃、实脾土。特别是对于久病消耗正气太过的虚劳病人，运用五指毛桃可以扶助正气，与西医增强免疫力之功效有异曲同工之妙。本品还常用于煲鸡汤、猪骨汤等，因为五指毛桃的清香可以遮掩肉腥味。同时对食欲不振、咳嗽气喘等还具有较好的疗效。

五指毛桃舒筋活络的功效主要用于治疗风湿痹痛、跌打损伤等，因本品既入气分，又入血分，对于跌打损伤所造成的瘀血有活血化瘀的作用。

五指毛桃用量一般为 60～90g，煎服。

阴虚者慎用。

牛 大 力

《岭南采药录》

牛大力（图 17-6）黎药名为雅度靠，为豆科鸡血藤属植物美丽鸡血藤的根。海南全岛均有分布。另外在我国华南，以及湖南、福建、贵州、云南等地也均有分布。本品甘，平。具有补虚、壮阳、固脱的功效。《岭南采药录》记载牛大力"味甘，性劫，壮筋骨，解热，理内伤，治跌打。以之浸酒，滋肾"。牛大力中主要含有生物碱、苯丙素类、三萜类、植物甾醇及多糖、微量元素等成分。现代药理研究表明牛大力具有抗氧化、抗疲劳、降尿酸、降血糖、抑制破骨细胞活性、促进免疫系统恢复、镇咳平喘、提高造血细胞数量及功能和保护肝脏等多种药理作用。

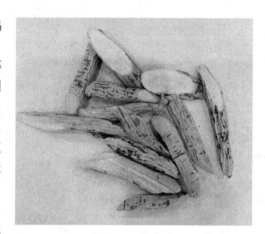

图 17-6　牛大力

牛大力补虚、壮阳、固脱的功效主要用于治疗身体衰弱、四肢无力、子宫脱垂、脱肛等症，可单独煮水服用，也常与猪脚、鸡肉等炖服。

牛大力还可用于治疗慢性风湿关节炎、筋骨痿弱、跌打后遗症、筋络不舒等症，临床常配千斤拔、鸡血藤等或浸渍药酒用。

牛大力用量一般为 15～30g，煎服。

湿盛中满或有积滞者慎用。

甘 草

《神农本草经》

甘草（图 17-7）为豆科植物甘草、胀果甘草或光果甘草的干燥根和根茎。主产于新疆、内蒙古、宁夏、甘肃、山西等地。本品甘，平。归心、肺、脾、胃经。《名医别录》记载甘草"温中下气，烦满短气，伤脏咳嗽"。具有补脾益气，清热解毒，祛痰止咳，缓急止痛，调和诸药的功效。甘草中主要含有甘草总黄酮、甘草酸、甘草次酸、三萜类、甘草苷等化合物。现代药理研究表明甘草具有抗抑郁、改善免疫功能、调节心律失常、抗肿瘤、抗炎等多种药理作用。

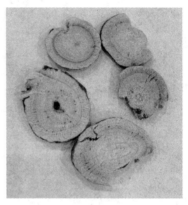

图 17-7 甘草

甘草补脾益气的功效主要用于治疗脾胃虚弱，倦怠乏力，本品甘能补虚，归脾胃经，能补脾胃不足而益中气，临床常与人参、白术、茯苓配伍组成四君子汤，补脾益气，在临床广泛使用。

甘草还有补益心气，益气复脉的功效，主要用于治疗心气不足所导致的脉结代、心动悸、气短等症，临床常与生姜、桂枝、人参、生地黄、阿胶、麦门冬、麻仁、大枣等药物配伍组成炙甘草汤，益气滋阴，通阳复脉，治疗阴血阳气虚弱，心脉失养证以及虚劳肺痿。

甘草祛痰止咳的功效主要用于治疗咳嗽痰多，本品可用于寒热虚实多种咳喘，有痰无痰均宜。如治疗风寒咳喘时，可配伍麻黄、苦杏仁组成三拗汤，疏风宣肺，止咳平喘；治疗肺热咳喘，可与麻黄、苦杏仁、石膏等药物配伍组成麻杏甘石汤，清宣肺热，止咳平喘。

甘草缓急止痛的功效主要用于治疗脘腹、四肢挛急疼痛，临床常与白芍相须为用组成芍药甘草汤。该方由白芍和炙甘草组成，白芍酸苦微寒，益阴养血；炙甘草甘温，补中缓急。二药合用，有滋阴血、缓挛急的作用。临床上应用芍药甘草汤治疗肌肉痉挛、关节拘急、疼痛均有较好疗效。现代研究证实芍药甘草汤具有很好的抗炎、镇痛作用，对胃肠、输尿管、膀胱的平滑肌有松弛作用。临床常以芍药甘草汤为基础，随症配伍用于血虚、血瘀、寒凝等多种原因所致的脘腹、四肢挛急作痛。

甘草调和诸药的功效主要用于缓解药物毒性和烈性，本品能缓和烈性或减轻毒副作用，有调和百药之功，故有"国老"之称。此外，本品对药物或食物所致中毒，也有一定的解毒作用。

甘草用量一般为 2～10g，煎服。

本品大剂量久服可导致水钠潴留，引起浮肿，故湿盛胀满及水肿者不宜用。

大 枣

《神农本草经》

大枣为鼠李科植物枣的干燥成熟果实。主产于河南、河北、山东、山西、陕西等地。本品甘，温。归脾、胃、心经。具有补中益气，养血安神的功效。《神农本草经》记载大枣"安中

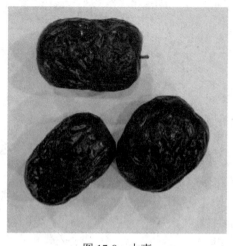

图 17-8　大枣

养脾"。大枣中主要含有三萜类、皂苷、生物碱、黄酮及糖苷类化合物。现代药理研究表明人枣具有免疫兴奋、抗氧化、保肝降脂、抗肿瘤等多种药理作用。

大枣（图 17-8）补中益气的功效主要用于治疗脾虚引起的纳差、乏力、便溏等症，临床常与黄芪、茯苓、白术、党参等配伍使用。

大枣养血安神的功效主要用于治疗妇人脏躁、失眠，临床常与小麦、甘草等配伍组成甘麦大枣汤。方中小麦为君药，养心阴，益心气，安心神，除烦热。甘草补益心气，和中缓急，为臣药。大枣甘平质润，益气和中，润燥缓急，为佐使药，全方有养心安神、和中缓急的功效，主要用于治疗女性思维过度、心阴受损、肝气衰竭、脏腑干燥等引起的脏腑不适。

此外，大枣还有保护胃气，缓和毒烈药性的功效，如在《伤寒论》的十枣汤中，即用本品以缓和甘遂、大戟、芫花的烈性与毒性。十枣汤由芫花、甘遂、大戟和大枣 4 味药材组成，为攻下逐水之峻剂。方中芫花、甘遂、大戟均是峻下逐水有毒之药，其性峻烈迅猛，易伤脾胃正气，故重用甘味之大枣以健脾扶正，缓和峻药之毒，使峻下而不伤正。本方主治悬饮及水肿腹胀等胸腹水饮内停证，常用于治疗恶性胸腔积液、癌性腹水、肝硬化腹水、胸膜炎、肺系病、妇科病等。

大枣用量一般为 6～15g，煎服。

本品助湿生热，令人中满，故湿盛中满或有积滞、痰热者不宜服用。

刺 五 加

《神农本草经》

刺五加（图 17-9）为五加科植物刺五加的干燥根和根茎或茎。主产于黑龙江、吉林、辽宁、河北、山西等地。本品辛、微苦，温。归脾、肾、心经。具有补肾强腰、益气安神、活血通络的功效。刺五加中主要含有苷类、黄酮类、香豆素类、多糖类、木脂素类等化合物。现代药理研究表明刺五加具有改善心肌缺血、抗应激、抗氧化、抗炎、抗疲劳、降血脂等多种药理作用。

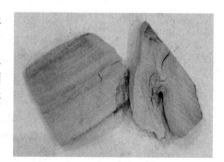

图 17-9　刺五加

刺五加补肾强腰的功效主要用于治疗肝肾不足所导致的筋骨痿软、小儿行迟和体虚乏力，临床常与补骨脂、牛膝、杜仲等配伍使用。

刺五加活血通络的功效主要用于治疗风湿痹病，本品既能活血通络，又兼具补益之功，临床在治疗老人及久病体虚者风湿痹证时经常使用。

刺五加还有益气安神的功效，可用于治疗心脾两虚，心神失养所导致的失眠、健忘等症。

现代研究发现刺五加能调节中枢神经系统兴奋和抑制过程，改善大脑供血情况，促进脑细胞代谢和修复。在临床应用中刺五加制剂具有镇静安神的作用，可以使患者提前入睡、增加睡眠时间和深度，可用来治疗神经衰弱。

刺五加用量一般为5～10g，煎服；或酒浸、入丸散服。

阴虚火旺者慎服。

紫 河 车

《本草拾遗》

紫河车（图17-10）别名人胞、胞衣、混沌衣，为健康人的干燥胎盘，砸成小块或研成细粉用。本品甘、咸，温。归肺、肝、肾经。具有温肾补精，益气养血的功效。《本草纲目》记载紫河车"治男女一切虚损劳极，癫痫失志恍惚，安神养血，益气补精"。紫河车中主要含有多种抗体、干扰素、促性腺激素、促甲状腺素、催乳素、多种甾体激素、红细胞生成素、磷质、多糖、溶菌酶以及尿激酶抑制物和纤维蛋白溶酶原活化物等。现代药理研究表明紫河车具有增强机体免疫力、抑制流感病毒、促进乳腺及女性生殖器官发育及抗过敏等多种药理作用。

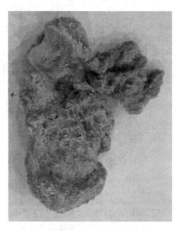

图 17-10 紫河车

紫河车温肾补精的功效主要用于治疗肾阳不足，精血亏虚所导致的虚劳羸瘦、阳痿遗精、宫冷不孕等症，临床经常与补肾阳、益精血的药物同用。

紫河车还有补肺气，益肾精，纳气平喘的功效，可用于治疗肺肾两虚所导致的久咳虚喘和骨蒸劳嗽等。

紫河车益气养血的功效主要用于治疗气血两虚所导致的产后乳少、面色萎黄、食少气短等症，本品可单用研末吞服，或与其他补益药物配伍使用。

紫河车用量一般为2～3g，研末吞服。

阴虚火旺者不宜单独应用。过敏患者慎服。

杜 仲

《神农本草经》

杜仲为杜仲科植物杜仲的干燥树皮。主产于陕西、四川、云南、贵州、湖北等地。本品甘，温。归肝、肾经。具有补肝肾，强筋骨，安胎的功效。《神农本草经》记载杜仲"主腰脊痛，补中，益精气，坚筋骨，强志，除阴下痒湿，小便余沥。久服轻身耐老"。杜仲中主要含有木脂素类、环烯醚萜类、酚酸类、黄酮类、萜类和甾体类、多糖类等化合物。现代药理研究表明杜仲具有降压、降血糖、调节血脂、预防骨质疏松、抗炎、肝保护、抗肿瘤等多种药理作用。

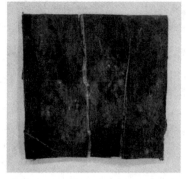

图 17-11 杜仲

杜仲（图 17-11）补肝肾、强筋骨的功效主要用于治疗肝肾不足所导致的腰膝酸痛、筋骨无力、头晕目眩等症，临床常与独活、桑寄生、牛膝、细辛等配伍组成独活寄生汤，祛风湿、止痹痛、益肝肾、补气血，治疗痹证日久，肝肾两虚，气血不足之证。杜仲在临床上还常与补骨脂、骨碎补配伍使用治疗原发性骨质疏松症，方中补骨脂温肾助阳，杜仲、骨碎补相须为用，共奏补肾强骨之功。现代研究表明，杜仲及其提取物具有改善血、尿骨代谢指标和骨微结构、增加骨密度的作用。

杜仲安胎的功效主要用于治疗肝肾亏虚所导致的妊娠漏血、胎动不安、胎漏下血，或滑胎等症，临床可单用，也常与续断、桑寄生、黄芪等配伍使用。

另外杜仲还有降血压的作用，尤其对于高血压伴有肝肾亏虚或老年患者效果较好，现代研究发现从杜仲中分离出的已知降压成分主要有木脂素类、苯丙素类、环烯醚萜类和黄酮类，有降低血管壁僵硬度，改善大动脉弹性，降低收缩压，缩小脉压的作用。

杜仲用量一般为 10～15g，煎服。

阴虚火旺者慎服。

锁 阳

《本草衍义补遗》

锁阳（图 17-12）又称不老药、铁棒槌、地毛球等，为锁阳科植物锁阳的干燥肉质茎。主产于新疆、青海、甘肃、宁夏、内蒙古等地。本品甘，温。归肝、肾、大肠经。具有补肾阳，益精血，润肠通便的功效。《本草衍义补遗》记载锁阳"大补阴气，益精血，利大便。虚人大便燥结者。啖之可代苁蓉，煮粥弥佳；不燥结者勿用"。锁阳中主要含有黄酮类、甾体类、萜类、有机酸类、多糖类、鞣质类和挥发性成分等化合物。现代药理研究表明锁阳具有促进人体新陈代谢，增强免疫调节作用，具

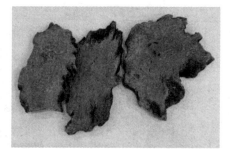

图 17-12 锁阳

有防癌、抗缺氧、抗疲劳、抗衰老、防止心血管疾病，以及抗应激、清除自由基等多种药理作用。

锁阳补肾阳，益精血的功效主要用于治疗肾阳不足，精血亏虚所导致的腰膝痿软，阳痿滑精等症。治疗阳痿时，常与淫羊藿、巴戟天、仙茅、补骨脂、菟丝子、蜈蚣等配伍使用。

锁阳润肠通便的功效主要用于治疗肠燥便秘，本品甘温质润，主要用于治疗精血亏虚所导致的肠燥便秘，临床常与火麻仁、郁李仁、桃仁、肉苁蓉等同用。

锁阳用量一般为 10～15g，煎服。

阴虚火旺、大便溏泻、热结便秘者慎服。

益 智 仁

《本草拾遗》

益智仁（图 17-13）为姜科植物益智的成熟果实。主产于海南、广东、广西等地。本品辛，温。归脾、肾经。具有暖肾固精缩尿，温脾止泻摄唾的功效。《本草拾遗》记载益智仁"止呕吐……含之摄涎秽"。益智仁中主要含有倍半萜类、单萜类、二萜类、二苯庚烷类、黄酮类、简单芳香族及脂肪族等化合物。现代药理研究表明益智仁具有神经保护、提高学习记忆能力、抗氧化、抗衰老、抗肿瘤、抗炎、抗过敏及抗应激等多种药理作用。

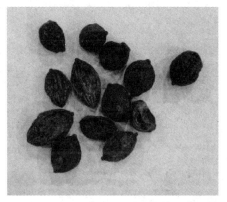

图 17-13 盐益智仁

益智仁暖肾固精缩尿的功效主要用于治疗肾虚所导致的遗尿、小便频数、遗精白浊。现代研究发现益智仁提取物能显著减少肾病小鼠尿蛋白的排出并降低肌酐和血尿素氮，可以保护肾功能，延缓肾功能减退。本品临床常与乌药、山药配伍组成缩泉丸，其中益智仁以温补收摄为主，乌药以行散为要，二药配伍，一收一散，温下元、散寒邪，补脾肾、缩小便之力益彰，主要用于治疗肾阳不足和膀胱虚寒的小便频数。

益智仁温脾止泻摄唾的功效主要用于治疗脾胃虚寒所导致的泄泻、腹中冷痛、口多唾涎等症，临床可单用本品含之，也可与理中丸等一起使用。

益智仁用量一般为 3～10g，煎服。现代研究发现益智仁盐炙后其缩尿作用增强。

菟 丝 子

《神农本草经》

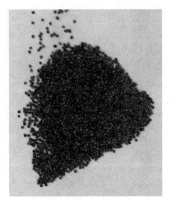

图 17-14 菟丝子

菟丝子（图 17-14）为旋花科植物南方菟丝子或菟丝子的干燥成熟种子。我国大部分地区均产。本品辛、甘，平。归肝、肾、脾经。具有补益肝肾，固精缩尿，安胎，明目，止泻的功效。《神农本草经》记载菟丝子"主续绝伤，补不足，益气力肥健""久服明目，轻身延年"。菟丝子中主要含有黄酮类、多糖类、生物碱类、挥发油类、氨基酸类、微量元素等成分。现代药理研究表明菟丝子具有免疫调节、抗衰老、抗氧化、改善心肌缺血及血流动力学、改善生殖功能、调节内分泌、改善骨质疏松、降糖、保肝、明目等多种药理作用。

菟丝子补益肝肾的功效主要用于治疗肝肾不足所导致的腰膝酸软、阳痿遗精、遗尿、尿频等症。现代研究发现菟丝子黄酮能够显著抑制去卵巢大鼠的骨钙、磷的流失速度，使钙、磷排出量保持在正常水平，增强骨密度，调整骨形成和骨吸收的关系，对去卵巢造成的骨质疏松有明显的防治作用。本品治疗腰膝酸软时，临床常与牛膝、补骨脂、杜仲等药配伍使用；治疗阳痿遗精时，临床常与枸杞子、覆盆子、车前子、五味子等配伍组成五子衍宗丸，补肾益精，治疗肾虚精亏所致的阳痿不育、遗精早泄、腰痛、尿后余沥等症。

菟丝子安胎的功效主要用于治疗肾虚所导致的胎漏、胎动不安、滑胎等症，临床常与桑寄生、续断、阿胶等配伍组成寿胎丸。方中重用菟丝子为主药，桑寄生、续断补肝肾，固冲任，使胎气强壮；阿胶滋养阴血，使冲任血旺，四药相配，共奏补肾安胎之功。

菟丝子用量一般为 10～20g，煎服。

阴虚火旺或有实热证者忌服。

沙 苑 子

《本草衍义》

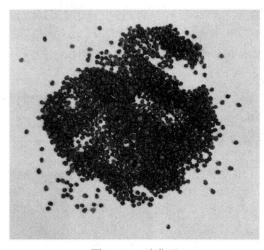

图 17-15　沙苑子

沙苑子（图 17-15）又名沙苑蒺藜，为豆科植物扁茎黄芪的干燥成熟种子。主产于陕西、山西、河北、内蒙古等地。本品甘，温。归肝、肾经。具有补肾助阳，固精缩尿，养肝明目的功效。《本草纲目》记载沙苑子"补肾，治腰痛泄精，虚损劳乏"。沙苑子中主要含有黄酮类、三萜皂苷类、脂肪酸、氨基酸、挥发油、甾醇类等化合物。现代药理研究表明沙苑子具有抗氧化、清除自由基、抗炎、抗肿瘤、保肝降脂、抗衰老、抗疲劳等多种药理作用。

沙苑子补肾助阳，固精缩尿的功效主要用于治疗肾虚所导致的腰痛、遗精早泄、遗尿尿频、白浊带下，常与龙骨、牡蛎、莲子、莲须等配伍组成金锁固精丸，固肾涩精，治疗肾虚精关不固，遗精滑泄等症。

沙苑子还有养肝明目的功效，可以用于治疗肝肾不足所导致的头晕目眩、目暗不明等症。

沙苑子用量一般为 9～15g，煎服。

阴虚火旺及肾与膀胱偏于热者忌服。

冬 虫 夏 草

《本草从新》

冬虫夏草也被称为虫草和夏草冬虫,为麦角菌科真菌冬虫夏草菌寄生在蝙蝠蛾科昆虫幼虫上的子座和幼虫尸体的干燥复合体。主产于青海、西藏、四川、云南、贵州等高海拔地区。本品甘，平。归肺、肾经。具有补肾益肺，止血化痰的功效。《本草从新》记载冬虫夏草"甘平保肺益肾，止血化痰，已劳嗽"。冬虫夏草中主要含有多糖类、氨基酸类、蛋白质、核苷类和微量元素等。现代药理研究表明冬虫夏草具有调节免疫、抗肿瘤、抗炎、降血糖、抗氧化、抗纤维化等多种药理作用。

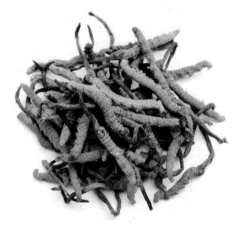

图 17-16 冬虫夏草

冬虫夏草（图 17-16）补肾的功效主要用于治疗肾虚精亏所导致的阳痿遗精、腰膝酸痛等症，临床可单用或与淫羊藿、仙茅、巴戟天、牛膝等配伍使用。

冬虫夏草补肺、止血化痰的功效主要用于治疗久咳虚喘、劳嗽痰血等症，本品为平补肺肾之佳品，可单用炖服，或与沙参、麦冬、川贝母、三七等配伍使用。

冬虫夏草用量一般为 3～9g，煎服。

有表邪者，如感冒引起的咳嗽或其他急性咳嗽慎用。

当 归

《神农本草经》

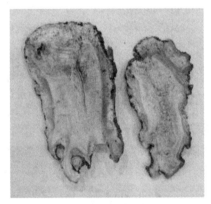

图 17-17 当归

当归（图 17-17）为伞形科植物当归的干燥根，主产于甘肃等地。本品甘、辛，温。归肝、心、脾经。具有补血活血，调经止痛，润肠通便的功效。《神农本草经》记载当归"主咳逆上气，温疟寒热洗洗在皮肤中。妇人漏下绝子，诸恶疮疡，金疮"。当归中主要含有挥发油、多糖、氨基酸、有机酸和黄酮等化合物。现代药理研究表明当归具有活血补血、抗肿瘤、平喘、抗抑郁、抗氧化、镇痛、抗炎等多种药理作用。

当归补血活血的功效主要用于治疗血虚所导致的面色萎黄、眩晕心悸等症，本品为补血之圣药，临床常与地黄、白芍、川芎配伍组成四物汤。该方以熟地黄、白芍阴柔补血之品（血中血药）与辛香的当归、川芎（血中气药）相配，动静结合，补血而不滞血，活血而不伤血，是补血的常用方，也是调经的基本方。当归补血临床还常与黄芪配伍组成当归补血汤，黄芪-当归是著名的益气补血药对，配伍后达到同类相须、相辅相成、相互促进等功效，现代研究发现该方能够在多个环节促进造血，对心脑血管具有多方面保护作用，以及可以提高机体的免疫功能、抗脏器纤维化等。

当归调经止痛的功效主要用于治疗血虚、血瘀所导致的月经不调、经闭痛经等症。本品为妇科补血活血、调经止痛之要药，临床常与熟地黄、白芍、川芎、桃仁、红花等配伍组成桃红四物汤，活血调经，治疗血虚兼血瘀之证；还可与川芎、白芍、桂枝、吴茱萸、牡丹皮等配伍组成温经汤，温经散寒，养血祛瘀，治疗冲任虚寒、瘀血阻滞所导致的功能性子宫出血、慢性盆腔炎、痛经、不孕症等。

当归还有润肠通便的功效，临床还可用于治疗血虚所导致的肠燥便秘，临床常与肉苁蓉、牛膝、泽泻、升麻、枳壳等配伍组成济川煎，该方补中有泻，降中有升，具有"寓通于补之中、寄降于升之内"之功。温肾益精，润肠通便，用于肾阳虚弱、精津不足所导致的大便秘结。

当归用量一般为5～15g，煎服。生当归长于补血调经、润肠通便，酒当归长于活血调经。当归身偏于补血，当归头和尾偏于活血，当归炭偏于止血，全当归偏于和血。

湿阻中满者及大便溏泄者慎服；产后胎前慎服。

熟 地 黄

《本草拾遗》

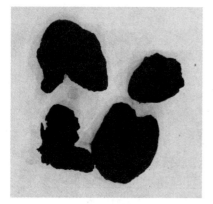

图 17-18 熟地黄

熟地黄（图 17-18）为玄参科植物地黄的干燥块根，经炮制加工制成。熟地黄虽为地黄的加工品，但相对于生地黄，其性味归经、功效主治及配伍规律均不同。本品甘，微温。归肝、肾经。具有补血滋阴，益精填髓的功效。《医学启源》记载"熟地黄……补血虚不足，虚损血衰之人须用，善黑须发"。熟地黄中主要含有梓醇、糖类、地黄素、氨基酸、地黄苷以及多种化学微量元素。现代药理研究表明熟地黄具有增强免疫、抗氧化、抑制肿瘤发展、促进造血、抗衰老等多种药理作用。

熟地黄补血的功效主要用于治疗血虚所导致的面色萎黄、心悸怔忡、月经不调、崩漏下血等症，本品为治疗血虚证之要药，临床常与当归、白芍、川芎等配伍组成四物汤。若患者气血两虚，也常与人参、白术、茯苓、甘草等配伍组成八珍汤。方中人参与熟地黄相配，益气养血，共为君药，白术、茯苓健脾渗湿，助人参益气补脾；当归、白芍养血和营，助熟地黄滋养心肝，均为臣药。川芎为佐，活血行气，使地、归、芍补而不滞。炙甘草为使，益气和中，调和诸药，全方具有益气补血之功效，主治气血两虚之证。

熟地黄滋阴的功效主要用于治疗肝肾阴虚所导致的腰膝酸软、骨蒸潮热、盗汗遗精等症，为治疗肝肾阴虚证之要药。临床常与茯苓、泽泻、牡丹皮、山茱萸、山药等配伍组成六味地黄丸，滋阴补肾，用于肾阴亏损之证。

熟地黄益精填髓的功效主要用于治疗肝肾不足，精血亏虚所导致的眩晕耳鸣、须发早白等症，临床常与何首乌、菟丝子、牛膝、补骨脂、枸杞子、茯苓等配伍组成七宝美髯丹，补益肝肾、乌发壮骨，主治肝肾不足所导致的须发早白、脱发、齿牙动摇、腰膝酸软、梦遗滑精、肾虚不育等症，临床常用于治疗中年人须发早白、脱发、牙周病，以及男子不育属于肝肾不足者。另外熟地黄还有抗骨质疏松的作用。现代研究发现其主要通过促进骨形成，抑制骨量丢失，使破骨细胞与成骨细胞之间达到微妙平衡，进而起到抗骨质疏松作用。

熟地黄用量一般为 10～30g，煎服。

脾胃虚弱，气滞痰多，腹满便溏者禁服。

阿 胶

《神农本草经》

阿胶（图 17-19）为马科动物驴的干燥皮或鲜皮经煎煮、浓缩制成的固体胶。主产于山东。本品气微，味微甘，归肺、肝、肾经。具有补血，止血，滋阴润燥的功效。《神农本草经》记载阿胶"主心腹内崩，劳极洒洒如疟状，腰腹痛，四肢酸痛，女子下血，安胎"。现代研究表明阿胶含有明胶、蛋白质、赖氨酸、组氨酸、精氨酸、苏氨酸、微量元素等多种有效成分，有耐缺氧、耐寒冷、抗疲劳、增加体内钙摄入量、抗辐射、抗肿瘤、增强免疫、抗休克、增强记忆、促进造血功能、促进骨愈合等作用。

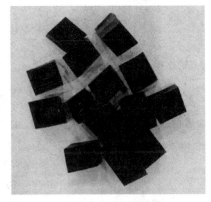

图 17-19 阿胶

阿胶补血的功效主要用于治疗血虚所导致的面色萎黄、眩晕心悸、肌痿无力等症，本品为血肉有情之品，为补血要药。现代研究发现阿胶可治疗多种血液疾病，具有抗失血性贫血、抗溶血性贫血作用；可明显升高失血性贫血小鼠的红细胞和血红蛋白、白细胞。临床可单用本品，也可与熟地黄、当归、白芍、川芎配伍组成阿胶四物汤，养血润肺，主治血虚咳嗽。

阿胶止血的功效主要用于治疗吐血尿血、便血崩漏、妊娠胎漏等症，如治疗血虚血寒妇人崩漏下血等，可与艾叶、熟地黄、当归、白芍等配伍组成胶艾汤，补血止血，调经安胎。另外现代研究发现复方阿胶浆联合个性化综合护理可有效缓解宫颈癌化疗所致骨髓抑制，明显提高血小板水平。

阿胶滋阴润燥的功效主要用于治疗阴液亏虚诸证。如治疗热病伤阴，肾水亏而心火亢，心烦不得眠，临床常与黄连、白芍、鸡子黄等配伍组成黄连阿胶汤，扶阴散热，主治少阴病，心中烦，不得卧和邪火内攻，热伤阴血，下利脓血等症。

另外阿胶润肺的功效，还可以用于治疗肺热阴虚所导致的燥咳痰少、咽喉干燥、痰中带血等症。

黄明胶为牛科动物黄牛的皮所熬的胶，功用与阿胶相似，如无阿胶时，可以此代用。但补益之力，不如阿胶。黄明胶兼有活血解毒的作用。

阿胶用量一般为 3～9g，烊化兑服。润肺宜蛤粉炒，止血宜蒲黄炒，滋阴、补血时，多生用（烊化服）。

脾胃虚弱者，如舌苔厚腻、食欲不振、大便溏泄者慎用。

南 沙 参

《神农本草经》

南沙参为桔梗科植物轮叶沙参或沙参的干燥根。主产于安徽、浙江、江苏、贵州等地。本品甘，微寒。归肺、胃经。具有养阴清肺，益胃生津，化痰，益气的功效。《神农本草经》记

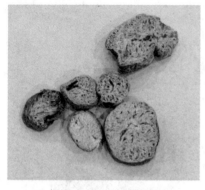

图 17-20　南沙参

载南沙参"补中，益肺气"。南沙参中主要含有多糖、糖苷、萜类、β-谷甾醇及其衍生物、微量元素和氨基酸等。现代药理研究表明南沙参具有调节免疫、抗辐射、抗衰老、清除自由基、保肝等多种药理作用。

南沙参（图 17-20）养阴清肺的功效主要用于治疗肺热燥咳、阴虚劳嗽、干咳痰黏、咽干音哑或咳血等症，本品甘润而微寒，养阴清肺兼有化痰的功效，临床常与北沙参、麦冬、天冬、石斛、杏仁等配伍使用，治疗肺燥痰黏、咯痰不利等症。另外本品治疗内伤咳嗽时，常与炙麻黄组成药对使用，因炙麻黄辛散苦泄，温通宣畅，外能发散风寒，内能开宣肺气，有良好的宣肺、平喘、止咳之功，南沙参甘苦性凉，养阴清肺，化痰止咳。二药均入肺经，一温一凉，一燥一润，相伍为用，沙参养阴可制约麻黄之温燥；麻黄宣肺又可防沙参滋腻，临床应用效果较好。

南沙参益胃生津的功效主要用于治疗胃阴不足所导致的食少呕吐、气阴不足、烦热口干、舌红少津等症。临床常与麦冬、冰糖、细生地、玉竹配伍组成益胃汤，养阴益胃，治疗阳明温病，胃阴损伤证，临床常用于治疗慢性胃炎、糖尿病、小儿厌食症等属胃阴亏损者。

南沙参还有安魂定魄的功效，《医学衷中参西录》记载："人之魂藏于肝，魄藏于肺，沙参能清补肺脏以定魄，更能使肺金之气化清肃下行，镇肝木以安魂，魂魄安定，惊恐自化。"临床常与首乌藤配伍使用。

古籍本草中沙参没有南、北之分，通称沙参，《本草从新》首次把南沙参与北沙参分别列出，北沙参与南沙参均属养阴药，均可养阴清肺、益胃生津，但其功效并不完全相同，《本草便读》记载"清养之功，北逊于南，润降之性，南不及北"。北沙参专长于入"胃"偏于养阴生津，用于肺热燥咳，劳嗽痰血，热病津伤、口渴等。南沙参专长于入"肺"偏于清肺祛痰止咳，用于肺热燥咳、阴虚劳嗽、干咳痰黏、气阴不足、烦热口干等。

南沙参用量一般为 9～15g，煎服。

风寒咳嗽及脏腑无实热者忌服沙参；沙参不能与藜芦同用。

麦　冬

《神农本草经》

麦冬又名麦门冬、寸冬，为百合科植物麦冬的干燥块根。主产于浙江、四川等地。本品甘、微苦，微寒。归心、肺、胃经。具有养阴润肺，益胃生津，清心除烦的功效。《神农本草经》记载麦冬"主心腹结气……胃络脉绝，羸瘦短气"。麦冬中主要含有甾体皂苷类、高异黄酮类、多糖类等化合物。现代药理研究表明麦冬具有降血糖、保护心血管系统、增强免疫力、抗皮肤衰老、抗炎、抗肿瘤等多种药理作用。

麦冬养阴润肺的功效主要用于治疗阴虚肺燥有热所导致的鼻燥咽干、干咳痰少、咳血、咽痛音哑等症，临床常与枇杷叶、桑叶、杏仁、阿胶、石膏等药物配伍组成清燥救肺汤，清燥润肺，养阴益气，临床常用于治疗肺炎、支气管哮喘、急慢性支气管炎、支气管扩张、肺癌等属燥热犯肺，气阴两伤之证者。

麦冬（图 17-21）益胃生津的功效主要用于治疗胃阴不足有热所导致的舌干口渴、胃脘疼痛、呕吐、大便干结等症。如治疗胃阴不足所导致的气逆呕吐、纳少、口渴咽干时，临床常与人参、大枣、甘草、粳米、半夏等药物配伍组成麦门冬汤。方中除重用麦冬滋养肺胃阴津外，并配人参补气生津，大枣、粳米养胃益气，三药合用，培土生金，益脾胃之气以养肺胃之阴；少量半夏配伍大剂麦冬，减其燥性而存降逆之用，并能防止麦冬量大滋腻之弊，使补而不滞，全方滋养肺胃，补中降逆，主要用于治疗肺阴亏虚之肺痿、咳嗽及胃阴不足所致的呕逆等症。

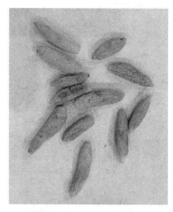

图 17-21 麦冬

另外麦冬治疗肺胃阴伤时，还可与沙参、玉竹、冬桑叶、扁豆、天花粉、甘草等配伍组成沙参麦冬汤，治疗中医辨证属于"肺胃阴伤证"的各种疾病，如慢性支气管炎、肺炎、慢性阻塞性肺疾病、慢性萎缩性胃炎、食管癌、干眼症、中晚期非小细胞肺癌等，现代研究发现沙参麦冬汤药理作用主要包括抗炎、提高免疫、保护胃黏膜、抑制胃运动亢进、抗氧化、抗肿瘤等。

麦冬用量一般为 6～15g，煎服。清养肺胃之阴多去心用，滋阴清心大多连心用。

脾胃虚寒、食少便溏者慎服。外感风寒、痰湿咳嗽者忌服。

天 冬

《神农本草经》

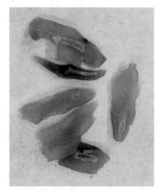

图 17-22 天冬

天冬（图 17-22）又名天门冬，为百合科植物天冬的干燥块根。主产于贵州、四川、云南、广西等地。本品甘、苦，寒。归肺、肾经。具有养阴润燥，清肺生津的功效。《药性论》记载天冬"主肺气咳逆，喘息促急，除热，通肾气，疗肺痿生痈吐脓……止消渴，去热中风，宜久服"。天冬中主要含有天冬多糖、甾体皂苷、氨基酸、糠醛、黄酮、蒽醌、强心苷等化合物。现代药理研究表明天冬具有镇咳平喘、抗菌、抗炎、增强免疫、改善胃肠道功能、降血糖、抗衰老、抗肿瘤等多种药理作用。

天冬养阴润燥的功效主要用于治疗肺燥所导致的干咳、顿咳痰黏、劳嗽咳血等症。临床常与麦冬、沙参、生地、石斛等药配伍使用。

天冬养阴的功效还可以用于治疗肾阴亏虚所导致的腰膝酸痛、骨蒸潮热、消渴等症。临床常与熟地黄、生地黄、枸杞子、山茱萸等药物配伍使用。

另外天冬还有清肺生津的功效，主要用于治疗热病伤津所导致的消渴、咽干、肠燥便秘等症。临床常与天花粉、生地、麦冬、沙参等药物配伍使用。

天冬与麦冬两者皆能养阴清热、润燥生津，但天冬清肺热、养肺阴的作用强于麦冬；此外，天冬还能滋肾阴；麦冬养胃生津效果较好，另外还能清心除烦，治疗热入心营所导致的神烦少寐等。

天冬用量一般为 6～12g，煎服。

脾胃虚寒者以及外感风寒、痰湿咳嗽者忌服。

石　斛

《神农本草经》

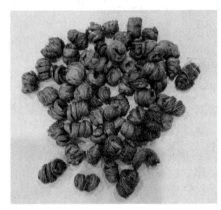

石斛（图 17-23）为兰科植物金钗石斛、鼓槌石斛或流苏石斛的栽培品及其同属植物近似种的新鲜或干燥茎。主产于广西、贵州、云南、湖北等地。本品甘，微寒。归胃、肾经。具有益胃生津，滋阴清热的功效。《神农本草经》记载石斛"主伤中，除痹，下气，补五脏虚劳羸瘦，强阴，久服厚肠胃"。石斛中主要含有多糖、生物碱、黄酮、酚、萜、氨基酸、香豆素、鞣质、甾醇、微量元素等。现代药理研究表明石斛具有增强免疫功能、抵抗疲劳、抗击氧化、促进消化、促进唾液分泌、降低血糖、降低血压、抵抗肝损伤、抗肿瘤等多种药理作用。

图 17-23　石斛

石斛益胃生津的功效主要用于治疗胃阴虚及热病伤津所导致的口干烦渴，胃阴不足，食少干呕，病后虚热不退等症，临床常与麦冬、知母、天花粉、生地黄等药物配伍使用。

石斛滋阴清热的功效主要用于治疗肾阴亏虚所导致的目暗不明、筋骨痿软、阴虚火旺、骨蒸劳热等症，本品被誉为"养阴圣品"，既能补先天又能养后天，既能调内脏又能益耳目，既能滋肾阴，又能降虚火，临床常与枸杞子、菟丝子、地黄、熟地黄、五味子、天冬、麦冬、牛膝、菊花、蒺藜（盐炒）、青葙子、决明子等配伍组成石斛夜光丸，滋阴补肾，清肝明目，用于肝肾两亏，阴虚火旺所导致的内障目暗、视物昏花等症。

石斛用量一般为 6～12g，煎服石斛既能补益又能祛邪，既能除烦又能养颜。

热病早期阴未伤者及湿温病未化燥者慎服；脾胃虚寒者忌服。

玉　竹

《神农本草经》

玉竹又名葳蕤，为百合科植物玉竹的干燥根茎。主产于湖南、湖北、江苏、浙江等地。本品甘，微寒。归肺、胃经。具有养阴润燥，生津止渴的功效。《神农本草经》记载玉竹"主中风暴热，不能动摇，跌筋结肉，诸不足"。玉竹中主要含有多糖、黄酮类、氨基酸、甾体皂苷类，还含有挥发油、少量生物碱、甾醇、鞣质等。现代药理研究表明玉竹具有抗氧化、降血糖、抗肿瘤、调节免疫、抑菌、护肝、抗疲劳、抗炎等多种药理作用。

玉竹（图 17-24）养阴润燥的功效主要用于治疗肺阴不足所导致的咳嗽、干咳少痰、咳血、声音嘶哑等症，临床常与沙参、麦冬、桑叶、天花粉、扁豆等配伍组成沙参麦冬汤，甘寒生津、清养肺胃，治疗燥伤肺胃或肺胃阴津不足所导致的咽干口渴，或热，或干咳少痰等症。临床常用于气管炎、肺结核、胸膜炎、慢性咽炎等属于肺胃阴伤者。

另外玉竹还有生津止渴的功效，临床常用于治疗胃阴不足所导致的咽干口渴、食欲不振等症。

玉竹用量一般为 6～12g，煎服。

胃有痰湿气滞者忌服；阴病内寒人群忌服。

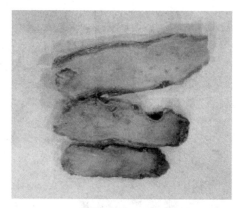

图 17-24 玉竹

枸 杞 子

《神农本草经》

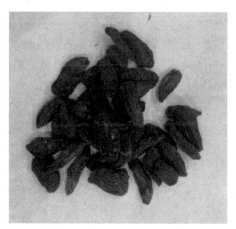

图 17-25 枸杞子

枸杞子（图 17-25）为茄科植物宁夏枸杞的干燥成熟果实。主产于宁夏、内蒙古、新疆、甘肃、青海等地。本品甘，平。归肝、肾经。具有滋补肝肾，益精明目的功效。《本草经集注》记载枸杞子"补益精气，强盛阴道"。枸杞子中主要含有胡萝卜素、维生素 B_{12}、维生素 B_1、烟酸、亚油酸、维生素 C 等。现代药理研究表明枸杞子具有调节免疫、降血压、降血脂、抗氧化、抗炎、抗肿瘤、肝保护、神经保护和辐射保护等多种药理作用。

枸杞子滋补肝肾、益精明目的功效主要用于治疗肝肾阴虚、精血不足所导致的腰膝酸痛、眩晕耳鸣、阳痿遗精、内热消渴、血虚萎黄、目昏不明等症。本品长于滋肾精，补肝血，为平补肾精肝血之品，《本草经疏》记载枸杞子"为肝肾真阴不足，劳乏内热补益之要药……故服食家为益精明目之上品"。临床常与何首乌、茯苓、牛膝、当归、菟丝子、补骨脂等配伍组成七宝美髯丹，补益肝肾、乌发壮骨，主治肝肾不足所导致的须发早白、脱发、齿牙动摇、腰膝酸软、梦遗滑精等症；也可与菊花、六味地黄丸组成杞菊地黄丸，滋肾养肝，用于肝肾阴亏所导致的羞明、迎风流泪、视物昏花等症。

枸杞子用量一般为 6～12g，煎服。

外邪实热，脾虚有湿及泄泻者忌服。

墨旱莲

《新修本草》

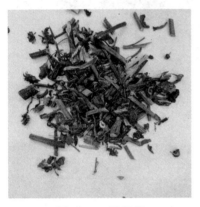

图 17-26　墨旱莲

墨旱莲（图 17-26）为菊科植物鳢肠的干燥地上部分。主产于江苏、浙江、江西、湖北、广东等地。本品甘、酸，寒。归肾、肝经。具有滋补肝肾，凉血止血的功效。《本草正义》记载"入肾补阴而生长毛发，又能入血，为凉血止血之品"。墨旱莲中主要含有三萜类、黄酮类、噻吩类、香豆素类、脂类、甾醇等化合物。现代药理研究表明墨旱莲具有止血、保肝、抗氧化、抗肿瘤、降糖、降血脂、抗菌、抗病毒等多种药理作用。

墨旱莲滋补肝肾的功效主要用于治疗肝肾阴虚、牙齿松动、须发早白、眩晕耳鸣、腰膝酸软等症，临床常与女贞子配伍组成二至丸。二至丸出自《医方集解》，"二至"指女贞子采于冬至前后，墨旱莲采于夏至前后，二药配伍具有补腰膝，壮筋骨，强肝肾，乌须发的功效。现代研究发现二至丸具有抑制骨代谢紊乱，改善骨密度和骨小梁数量的作用，从而起到防治骨质疏松的作用，另外二至丸还能调节机体免疫，抗肝纤维化，减轻肝脏的炎症。

墨旱莲还有凉血止血的功效，可以用于治疗阴虚所导致的血热吐血、衄血、尿血、血痢、崩漏下血、外伤出血等症，临床常与生地黄、赤芍、阿胶等药物配伍使用。

墨旱莲用量一般为 6～12g，煎服。

脾肾虚寒及饮食难消者慎服。

女贞子

《神农本草经》

女贞子（图 17-27）又称冬青子，为木犀科植物女贞的干燥成熟果实。主产于浙江、江苏、湖北、湖南、江西等地。本品甘、苦，凉。归肝、肾经。具有滋补肝肾，明目乌发的功效。《本草纲目》记载女贞子"强阴，健腰膝，变白发，明目"。女贞子中主要含有萜类、黄酮类、挥发油、脂肪酸、氨基酸以及微量元素等。现代药理研究表明女贞子具有抗骨质疏松、保肝、延缓衰老、调节免疫、抗肿瘤、降血糖、降血脂、保护骨骼肌、抑菌、抗病毒等多种药理作用。

女贞子滋补肝肾、明目乌发的功效主要用于治疗肝肾阴虚所导致的眩晕耳鸣、腰膝酸软、骨蒸潮热、须发早白、目

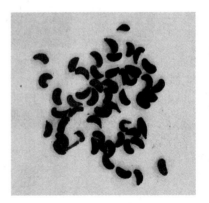

图 17-27　女贞子

暗不明等症，临床常与墨旱莲配伍组成二至丸，补益肝肾，滋阴止血。另外本品还有明目的功效，临床常与决明子、枸杞子、谷精草、青葙子等药物配伍使用。

女贞子用量一般为 6～12g，煎服。研究表明本品酒制后可增强滋补肝肾作用，并使苦寒之性减弱，避免滑肠。

脾胃虚寒泄泻及阳虚者忌服。

桑 椹

《新修本草》

桑椹（图 17-28）也称桑葚，为桑科植物桑的干燥果穗。主产于广西、广东、江苏、四川、山东等地。本品甘、酸，寒。归心、肝、肾经。具有滋阴补血，生津润燥的功效。《滇南本草》记载桑椹"益肾脏而固精，久服黑发明目"。桑椹中主要含有多酚、挥发油、氨基酸、多糖、维生素、矿物质等。现代药理研究表明桑椹具有调节免疫力、促进造血干细胞生长、保肝护肝、降血脂、抗氧化、延缓衰老、改善新陈代谢等多种药理作用。

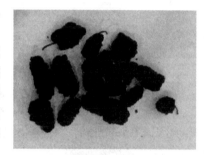

图 17-28 桑椹

桑椹滋阴补血的功效主要用于治疗肝肾阴虚所导致的眩晕耳鸣、心悸失眠、须发早白等症，临床常与葛根、何首乌、女贞子、旱莲草等配伍使用。另外桑椹还有生津润燥的功效，可以用于治疗热病津伤或阴虚所导致的口渴及肠燥便秘。

桑椹用量一般为 9～15g，煎服。

脾胃虚寒便溏者禁服。

本章彩色图片

第十八章 收 涩 药

麻 黄 根

《本草经集注》

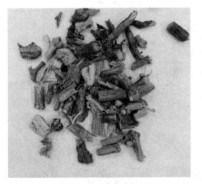

图 18-1 麻黄根

麻黄根（图 18-1）为麻黄科植物草麻黄或中麻黄的干燥根和根茎。主产于山西、河北、甘肃、内蒙古、新疆等地。本品甘、涩，平。归心、肺经。具有固表止汗的功效。《名医别录》记载麻黄根"止汗，夏月杂粉扑之"。麻黄根中主要含有生物碱类、黄酮类、酯类、糖苷类、有机酸类等化合物。现代药理研究表明麻黄根具有调节血压、降低心率、敛汗等多种药理作用。

麻黄根固表止汗的功效主要用于治疗自汗、盗汗，本品为敛肺固表止汗之要药，临床常与黄芪、牡蛎等配伍组成牡蛎散，敛阴止汗、益气固表，主治体虚自汗、盗汗等证，临床常用于治疗病后、手术后或产后身体虚弱、自主神经功能失调以及肺结核等所致自汗、盗汗属体虚卫外不固者。

麻黄根用量一般为 3～9g，煎服。外用适量，研粉撒扑。

麻黄根功专止汗，有表邪者忌用。

五 味 子

《神农本草经》

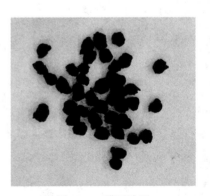

图 18-2 醋五味子

五味子（图 18-2）为木兰科植物五味子或华中五味子的干燥成熟果实。前者习称"北五味子"，主产于辽宁、吉林等地；后者习称"南五味子"，主产于西南及长江流域以南各省。本品酸、甘，温。归肺、心、肾经。具有收敛固涩，益气生津，补肾宁心的功效。《神农本草经》记载五味子"主益气，咳逆上气，劳伤羸瘦，补不足，强阴，益男子精"。五味子中主要含有木脂素、多糖、挥发油、有机酸等，其中木脂素类成分含量最高。现代药理研究表明五味子具有保肝、抗肿瘤、镇静催眠、抗衰老、抑菌、抗炎、调节胃肠平滑肌、抗氧化、提高记忆力、提高免疫力、降糖等多种药理作用。

五味子收敛固涩的功效，既可以治疗肺肾两虚所导致的喘咳，也可以治疗肾虚精关不固所导致的遗精滑精和遗尿尿频，还可以治疗脾肾虚所导致的久泻不止。本品临床常与六味地黄丸组成都气丸，补肾纳气、涩精止遗，用于肾虚不能纳气所导致的喘促或久咳而咽干气短、遗精盗汗、小便频数等症。本品也可以与补骨脂、肉豆蔻、吴茱萸等配伍组成四神丸，温肾散寒、涩肠止泻，用于肾阳不足所致的泄泻。

五味子益气生津的功效主要用于治疗热伤气阴所导致的汗多口渴，临床常与人参、麦冬等药物配伍组成生脉散，益气生津、敛阴止汗，治疗温热、暑热、耗气伤阴所导致的汗多神疲、体倦乏力、咽干口渴等症。

另外五味子还能补肾宁心，可以用来治疗阴血亏损、心神失养或心肾不交所导致的虚烦心悸、失眠多梦等症。

明清以来，医家根据五味子产地将其分为南五味子和北五味子，一般认为北五味子补益五脏、养阴安神之力较佳，南五味子疏散表邪、散寒平喘之功为最。

五味子用量一般为3~6g，煎服。《本草新编》记载五味子"多用反无功，少用最有效"。五味子临床用量偏低。现代研究发现五味子药材煎煮和浓缩过程中会产生大量的 5-羟甲基糠醛（5-HMF），5-HMF 对人体内脏和横纹肌具有损害作用，还具有神经毒性，可产生积蓄中毒。因此使用时不可过量。

外有表邪，内有实热者或咳嗽初起者忌服；痧疹初发者忌服。

石 榴 皮

《名医别录》

石榴皮（图18-3）为石榴科植物石榴的干燥果皮。主产于陕西、四川、湖南等地。本品酸、涩，温。归大肠经。具有涩肠止泻，止血，驱虫的功效。《名医别录》记载石榴皮"疗下痢，止漏精"。石榴皮中主要含有鞣质类、石榴多酚、黄酮类、生物碱以及氨基酸等化合物。现代药理研究表明石榴皮具有抗氧化、抗癌、抗病毒、抗菌、抗衰老、抗炎和减脂等多种药理作用。

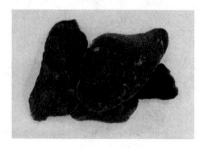

图18-3 石榴皮

石榴皮涩肠止泻的功效主要用于治疗久泻、久痢、脱肛等症，可单用煎服，或研末冲服，也可以与罂粟壳、五味子、肉豆蔻、诃子等药配伍使用。现代研究发现石榴皮对大肠杆菌、痢疾杆菌等多种病菌有抑制作用。

石榴皮止血的功效主要用于治疗便血、崩漏和带下，本品能收敛止血，临床常与侧柏叶、茜草、地榆、槐花等药配伍使用。

石榴皮活血消癥的功效主要用于治疗虫积腹痛。

本品有杀虫作用，治疗蛔虫、绦虫等虫积腹痛，常与槟榔、使君子等同用。石榴皮、槟榔各等份，研细末，每次服10g（小儿酌减），每天服用两次，连服两天。

石榴皮用量一般为3~10g，煎服。止血多炒炭用。

泻痢初起者忌服。

山　茱　萸

《神农本草经》

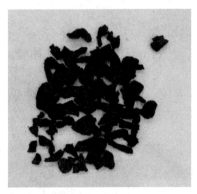

图 18-4　酒山茱萸

山茱萸（图 18-4）别名山萸肉、萸肉，为山茱萸科植物山茱萸的干燥成熟果肉。主产于河南、浙江等地。本品酸、涩，微温。归肝、肾经。具有补益肝肾，收涩固脱的功效。《神农本草经》记载山茱萸"主益气，咳逆上气，劳伤羸瘦，补不足，强阴，益男子精"。山茱萸中主要含有环烯醚萜类以及苷类，此外还含有三萜、黄酮、鞣质、多糖等化合物。现代药理研究表明山茱萸具有抗肿瘤、保护心肌、降血糖、调节骨代谢、保护神经元、抗氧化、保护肝脏、调控视黄醇、抗衰老、抗炎等多种药理作用。

山茱萸补益肝肾的功效主要用于治疗肝肾亏虚所导致的眩晕耳鸣、腰膝酸痛、阳痿等症，本品性温而不燥，补而不峻，为平补阴阳之要药，临床常与熟地黄、山药、牡丹皮、泽泻、茯苓等配伍组成六味地黄丸，滋阴补肾，用于肾阴亏损之症，也可以在六味地黄丸基础上，再加肉桂、附子配伍组成金匮肾气丸，温补肾阳，化气行水，治疗肾虚所导致的水肿、腰膝酸软、小便不利、畏寒肢冷等症。

山茱萸收涩固脱的功效可以用于治疗肾虚所导致的遗精滑精、遗尿尿频，本品于补益之中又具封藏之功，为固精止遗之要药。临床常与金樱子、覆盆子、桑螵蛸等药配伍使用。

另外山茱萸收涩固脱的功效还可以用于治疗月经过多、崩漏带下以及大汗虚脱等症。例如，凡遇到阳气欲脱的患者，张师往往用大剂量（多在 30g 以上）的山茱萸收敛阳气。用山茱萸，可以固脱救逆。张锡纯认为本品"凡人身之阴阳气血将散者，皆能敛之""萸肉救脱之功较参、术、芪更胜""救脱之药，当以萸肉为第一"。

山茱萸用量一般为 6～10g，煎服，用于固脱救逆时，用量较大，往往在 30g 以上。山茱萸生品敛阴止汗力强，酒制后滋补肝肾作用增强。

素有湿热，小便淋涩者忌服。

覆　盆　子

《名医别录》

覆盆子又名树莓，为蔷薇科植物华东覆盆子的干燥果实。主产于浙江、福建、湖北等地。本品甘、酸，温。入肝、肾、膀胱经。具有益肾固精缩尿，养肝明目的功效。《本草备要》记载覆盆子"益肾脏而固精，补肝虚而明目，起阳痿，缩小便"。覆盆子中主要含有黄酮类、萜类、生物碱、香豆素类、有机酸、酚酸类、甾体等化合物。现代药理研究表明覆盆子具有抗肿瘤、降血糖血脂、抗炎、抗血栓、抗衰老、抗焦虑、细胞保护、抗阿尔茨海默病、改善记忆等多种药理作用。

覆盆子（图 18-5）益肾固精缩尿的功效主要用于治疗肾虚不固所导致的遗精滑精、遗尿尿频、阳痿早泄等，《本草纲目》记载覆盆子可以"益男子精，女人有子"，李中梓称其"强肾而无燥热之偏，固精而无凝涩之害。金玉之品也"，临床常与枸杞子、菟丝子、五味子、车前子等药配伍组成五子衍宗丸，补肾益精，治疗肾虚精亏所导致的阳痿不育、遗精早泄、腰痛、尿后余沥等症。

另外覆盆子还有养肝明目的功效可以治疗肝肾不足所导致的目暗不明，临床常与谷精草、枸杞子、菟丝子、石斛等药同用。

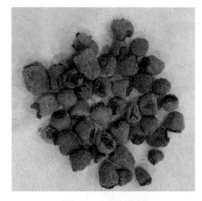

图 18-5　覆盆子

覆盆子用量一般为 6～12g，煎服。

肾虚有火，小便短涩者及血燥血少者慎服。

桑　螵　蛸

《神农本草经》

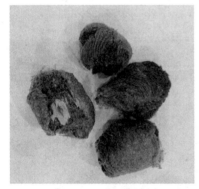

图 18-6　桑螵蛸

桑螵蛸（图 18-6）为螳螂科昆虫大刀螂、小刀螂或巨斧螳螂的干燥卵鞘。以上三种分别习称"团螵蛸""长螵蛸"及"黑螵蛸"。全国大部分地区均产。本品甘、咸，平。归肝、肾经。具有固精缩尿，补肾助阳的功效。《神农本草经》记载"主伤中、疝瘕、阴痿，益精生子，女子血闭腰痛，通五淋，利小便水道"。桑螵蛸中主要含有蛋白质、氨基酸、磷脂类、脂肪、糖、粗纤维、微量元素等成分。现代药理研究表明桑螵蛸具有抗疲劳、抗利尿、调节免疫、抗氧化、促进食物消化等多种药理作用。

桑螵蛸固精缩尿的功效主要用于治疗肾虚不固所导致的遗精滑精、遗尿尿频、小便白浊等症，临床常与龙骨、龟甲、当归、石菖蒲、制远志、茯神、生晒参配伍组成桑螵蛸散。方中桑螵蛸甘咸而温，补肾助阳，固精缩尿，为君药。龙骨敛心安神，收涩固精；龟甲益阴气而补心肾，可助君药补肾之功，并为臣药。制远志、石菖蒲、茯神安神定志而交通心肾，因小便频数，易耗伤气血，故以生晒参大补元气，当归补血，共为佐药。诸药合用，交通上下，共奏补肾固精，涩精止遗，养心安神之功。调补心肾，主治心肾两虚、小便频数、心神恍惚、健忘食少、遗尿、滑精等症。

桑螵蛸用量一般为 5～10g，煎服。

阴虚火旺或膀胱有热者慎服。

金 樱 子

《雷公炮炙论》

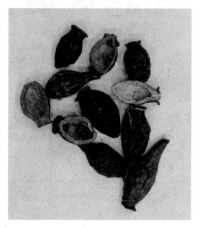

图 18-7 金樱子

金樱子（图18-7）为蔷薇科植物金樱子的干燥成熟果实。主产于江苏、安徽、浙江、四川、云南、贵州等地。本品酸、甘、涩，平。归肾、膀胱、大肠经。具有固精缩尿，固崩止带，涩肠止泻的功效。《本草备要》记载金樱子"固精秘气，治梦泄遗精，泄痢便数"。金樱子中主要含有酚酸、甾体、三萜、苯丙素、维生素、氨基酸、柠檬酸、亚油酸及其衍生物、内酯类等化合物。现代药理研究表明金樱子具有抗氧化、抑菌、抗炎、改善肾功能、提高机体免疫力、降血糖、降血脂、抗肿瘤等多种药理作用。

金樱子固精缩尿、固崩止带的功效主要用于治疗肾虚精关不固所导致的遗精滑精，膀胱失约所导致的遗尿尿频，冲任不固所导致的崩漏下血，带脉失约所导致的带下过多等症。临床常与芡实配伍组成水陆二仙丹，方中芡实甘涩，能固肾涩精；金樱子酸涩，能固精缩尿，两药配伍，能使肾气得补，精关自固，从而能够治疗肾虚所致的男子遗精白浊、女子带下，以及小便频数、遗尿等症。

金樱子还有涩肠止泻的功效，临床可用于脾虚所导致的久泻、久痢，常与石榴皮、白术、芡实等配伍使用。

金樱子用量一般为6～12g，煎服。

体内有实火及邪热者忌服金樱子。

芡 实

《神农本草经》

芡实（图18-8）也被称为鸡头米，为睡莲科植物芡的干燥成熟种仁。主产于江苏、山东、湖南、湖北、四川等地。本品甘、涩，平。归脾、肾经。具有益肾固精，补脾止泻，除湿止带的功效。《神农本草经》记载芡实"主治湿痹腰脊膝痛，补中，除暴疾，益精气，强志，令耳目聪明"。芡实中主要含有木脂素类、脑苷脂类、维生素E类、环二肽、多酚类、甾醇类等化合物。现代药理研究表明芡实具有抗氧化、降血糖、降低尿蛋白、减缓疲劳、抗癌、抗心肌缺血、抑菌和保护胃黏膜等多种药理作用。

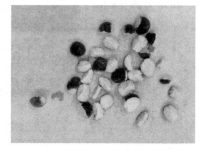

图 18-8 芡实

芡实益肾固精的功效主要用于治疗肾虚所导致的遗精滑精和遗尿尿频,临床常与金樱子相须为用组成水陆二仙丹,水陆二仙丹出自《洪氏集验方》,由芡实末、金樱子膏制为小丸,盐汤送服。用于治疗肾虚所致的男子遗精白浊、女子带下,以及小便频数、遗尿等症。本品也常与莲子、莲须、龙骨、牡蛎、沙苑子等配伍组成金锁固精丸,固肾涩精,用于肾虚不固所导致的遗精滑泄、神疲乏力、四肢酸软、腰痛耳鸣等症。

芡实还有补脾止泻的功效,临床常用于脾虚湿盛、久泻不止等,临床常与党参、莲子、白术、茯苓、陈皮、扁豆等药同用。

另外芡实还有除湿止带的功效,本品为治疗带下证之佳品。临床常用于治疗脾肾两虚或湿热引起的带下。

芡实用量一般为9～15g,煎服。

大小便不利人群禁服;食滞不化人群慎服;外感前后忌服;气郁痞胀人群忌服;产后忌服。

鸡 冠 花

《滇南本草》

鸡冠花(图18-9)黎药名为杆想开,为苋科植物鸡冠花的干燥花序。海南各地均有,全国大部分地区均产。本品甘、涩,凉。归肝、大肠经。具有收敛止血,止带,止痢的功效。《滇南本草》记载鸡冠花"止肠风下血,妇人崩中带下,赤痢"。鸡冠花中主要含有黄酮类、皂苷、甾类、有机酸类和萜类等化合物。现代药理研究表明鸡冠花具有止血、调节免疫、促进骨骼发育、抗阴道毛滴虫、抗衰老、防止动脉粥样硬化、保肝等多种药理作用。

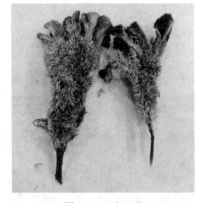

图18-9 鸡冠花

鸡冠花收敛止血的功效主要用于治疗吐血、崩漏、便血、痔血等症,临床常与蒲黄、茜草、地榆、槐花、侧柏叶、牡丹皮等药配伍使用。

鸡冠花止带、止痢的功效主要用于治疗赤白带下和赤白痢,本品既能收敛止带,又能涩肠止痢。一般认为白色的鸡冠花比红色的好,在赤白痢、赤白带等病症中,一般赤用赤,白用白,功效较佳。

鸡冠花用量一般为6～15g,煎服。

脾胃虚弱者慎用。

本章彩色图片

第十九章 常用黎药

黎药是海南岛土著居民黎族使用的民间药物，海南岛为我国最具热带海洋性气候的地区，每年大部分时间都处于高温高湿环境下，适宜多种药用植物生长，具有丰富的热带植物资源，其中可作药用的有 3000 余种，特有植物有 600 余种。黎族是海南岛最早的居民，也是我国仅分布于海南岛上的少数民族，现在人口约有 110 万，据史料记载在海南岛生活至今已有 3000 多年的历史。为了生存和繁衍，黎族人民在生产活动和医疗实践中认识药用植物，了解其药性，用于防病治病，逐渐形成了具有本民族特色的黎药知识，千百年来已形成了黎族特色的医药文化。

黎药与藏药、维药、傣药一样均属于民族药。目前记录在册的黎药约 800 余种，其中植物药物 500 多种，动物药物近 240 种，矿物药物 50 多种，在毒蛇咬伤、跌扑损伤、风湿骨痛、接骨、中毒、疟疾、风痧证、瘴气、杂病等的治疗方面，积累了较为丰富的经验。张永杰教授在海南行医过程中，十分重视黎药的收集、整理和运用，现将其部分常用黎药心得记述如下。

牛 耳 枫

《全国中草药汇编》

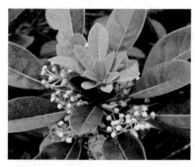

图 19-1 牛耳枫

牛耳枫（图 19-1）黎药名为嘞哈翠，为虎皮楠科植物牛耳枫。本品不仅是海南的道地药材，也是黎族常用的中草药，在海南主要产于澄迈、文昌、琼海、万宁、三亚等地，另外在江西、福建、广东、广西、云南等地也有分布。本品果实、枝叶和根均可入药，其中果实味苦、涩，性平，具有止痢的功效，主治久痢；枝叶味辛、甘，性凉，具有祛风止痛、解毒消肿的功效，主治风湿骨痛、疮疡肿毒、跌打骨折、毒蛇咬伤等症；根味辛、苦，性凉，具有清热解毒、活血化瘀、消肿止痛的功效，主治外感发热、咳嗽、咽喉肿痛、胁下痞块、风湿骨痛、跌打损伤等症。

牛耳枫中主要含有生物碱类和黄酮类化合物，还含有少量的三萜类、甾醇类、胡萝卜苷类和酚酸类等其他化合物。现代药理研究表明牛耳枫具有抗肿瘤、抗氧化、抗炎、抗病毒等多种药理作用。

牛耳枫解毒消肿的功效常用于治疗外伤或炎症，临床常将新鲜本品的枝叶和根捣烂外敷于患处。

牛耳枫常与辣蓼组成枫蓼肠胃康颗粒剂。现代研究发现牛耳枫与辣蓼提取物具有降低毛细血管通透性、解痉及抗乙醇引起的胃黏膜损伤作用，可用于急性胃肠炎的治疗。

牛耳枫果实用量一般为 3～4.5g，煎服；枝叶一般外用，适量，煎水洗，或捣烂敷；根用量一般为 9～15g，煎服，或适量煎水外洗。

本品有小毒，孕妇禁服。

辣　　蓼

《滇南本草》

辣蓼（图 19-2）又称水蓼，黎药名为呹咩棵，为蓼科蓼属植物水蓼的全草。在海南主要产于澄迈、三亚等地，广东、广西、湖南等省区均产。本品枝叶气香、味辛辣，性温，具有除湿化滞、驱虫、止痒、镇痛、健胃的功效；根性平，具有除湿、止痢的功效。《本草拾遗》："蓼叶，主疬癖，每日取一握煮服之；又霍乱转筋，多取煮汤及热捋脚；叶捣敷狐刺痣；亦主小儿头疮。"辣蓼中主要含有黄酮类、挥发油、鞣质类、脂肪酸、三萜类、蒽醌、糖苷、蓼酸等化合物。现代药理研究表明辣蓼具有抗氧化、抗菌、镇痛及杀虫等多种药理作用。

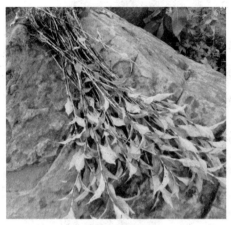

图 19-2　辣蓼

辣蓼除湿化滞的功效主要用于治疗湿邪阻滞所导致的痢疾、泄泻、腹痛等症，临床常与马齿苋、地锦草、青木香等药配伍使用。

辣蓼化湿止痒的功效主要用于治疗湿疹、顽癣等症。可内服，也可用本品鲜草洗净，捣烂外敷患处。

辣蓼健胃主要用于治疗湿滞肠胃所导致的胃痛、胃胀、恶心呕吐等症。临床常与牛耳枫配伍组成枫蓼肠胃康颗粒剂，该方由牛耳枫和辣蓼两味药按 2∶1 组成，具有清热除湿化滞的功效。现代研究发现其在保护胃黏膜、抗溃疡性结肠炎、抗炎镇痛、抗菌方面具有显著的作用，用于急性胃肠炎，属伤食泄泻型及湿热泄泻型者，症见腹痛腹满、泄泻臭秽、恶心呕腐或有发热恶寒苔黄脉数等。

辣蓼用量一般为 10～30g，煎服。外用适量。

孕妇忌服。

鸡　骨　草

《岭南采药录》

鸡骨草黎药名为麦术族，为豆科植物广州相思子的干燥全株。在海南主要产于东方、万宁、三亚等地，广东、广西等省区均产。本品甘、微苦，凉。归肝、胃经。具有利湿退黄、清热解毒、疏肝止痛的功效。《岭南采药录》记载"鸡骨草清郁热，舒肝，和脾，续折伤。"鸡骨草中主要含有多糖类、黄酮类、生物碱类、三萜类、挥发油、蒽醌类、微量元素等成分。现代药理研究表明鸡骨草具有抗肿瘤、抗氧化、抗菌、抗病毒、抗炎镇痛、降脂保肝、增强免疫力、促进伤口愈合等多种药理作用。

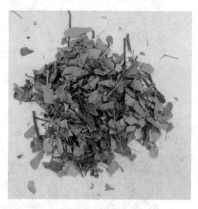

图 19-3 鸡骨草

鸡骨草（图 19-3）利湿退黄的功效主要用于治疗肝胆湿热所导致的黄疸，临床常与栀子根、叶下珠、田基黄等药配伍使用，最大量可用至 60g。

鸡骨草清热解毒的功效主要用于治疗乳痈。临床可用本品内服，也可用本品鲜草洗净，捣烂外敷患处。

因鸡骨草入肝经，不但可以清利湿热，还有疏肝止痛之功效，临床常与柴胡、黄芩、芍药等配伍，清利湿热，疏肝解郁，柔肝止痛。现代研究发现鸡骨草粗皂苷有保肝、抗炎、免疫调节等作用，鸡骨草对肝脏的作用机制，可以将其保肝护肝作用分为降血脂、化学性肝损伤保护作用和抗乙型肝炎病毒等。本品可单味使用，或与茵陈、垂盆草等药配伍。

另外，鸡骨草还可用于治疗肝气郁结所导致的胁肋不舒、胃脘疼痛，可单用本品煎服治疗小儿疳积。

鸡骨草用量一般为 15～30g，煎服。外用适量。

虚寒体弱人群慎用；另外鸡骨草种子有毒，使用时须把豆荚全部摘除，防止中毒。

叶 下 珠

《生草药性备要》

叶下珠（图 19-4）又称珍珠草，黎药名为术返靠，为大戟科植物叶下珠的干燥全草或带根全草。海南全岛均有分布。另外在广东、广西、四川等地也均有分布。本品甘、苦，凉。归肝、肺经。具有利湿退黄、清热解毒、明目的功效。《生草药性备要》记载叶下珠"治小儿疳眼，疳积，煲肉食或煎水洗。又治亡乳汁，治主米疳者最效"。叶下珠中主要含有鞣质类、黄酮类、木脂素类、酚酸类及酚酸衍生物类等化合物。现代药理研究表明叶下珠具有抗肿瘤、抗氧化、抗乙肝病毒、保肝等多种药理作用。

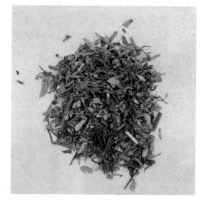

图 19-4 叶下珠

叶下珠利湿退黄的功效主要用于治疗湿热所导致的黄疸、泄痢、淋证等症。如治疗湿热黄疸时，临床常与茵陈、栀子、大黄等配伍使用；治疗湿热泄痢时，临床常与黄连、葛根、木香等配伍使用；治疗膀胱湿热所导致的热淋时，临床常与八正散配伍使用。

叶下珠清热解毒的功效可用于治疗热毒蕴结所导致的疮毒痈肿、毒蛇咬伤或狂犬咬伤。临床使用时可内服外敷并用，其中外敷多使用鲜叶下珠捣烂敷患处及四周。

另外本品还有明目的功效，可用于治疗目赤肿痛。内服外洗或外敷均可。

现代研究发现叶下珠在体内外均具有抗乙肝病毒作用，叶下珠及其复方制剂对免疫性肝损伤和化学性肝损伤均具有保护作用。

叶下珠用量一般为 15～30g，煎服。鲜品 30～60g。外用适量。

阳虚体弱者慎用。

鸡 屎 藤

《生草药性备要》

鸡屎藤（图 19-5）黎药名为雅海脱麦，为茜草科植物鸡屎藤的地上部分及根。海南各地及我国南方各省区均产。本品甘、苦，微寒。归脾、胃、肝、肺经。具有消食健胃、化痰止咳、清热解毒、镇痛的功效。《生草药性备要》记载鸡屎藤"其头治新内伤，煲肉食，补虚益肾，除火补血；洗疮止痛，消热散毒。其叶擂米加糖食，止痢"。鸡屎藤中主要含有环烯醚萜苷类、挥发油类、黄酮类、三萜类、甾体类、苯丙素类等化合物。现代药理研究表明鸡屎藤具有抗炎、镇痛、降尿酸、保肾、保肝等多种药理作用。

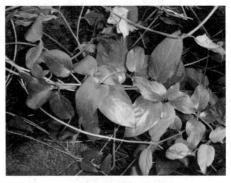

图 19-5 鸡屎藤

鸡屎藤消食健胃的功效主要用于治疗饮食积滞、小儿疳积。本品可单味煎服或配山楂、神曲、鸡内金、炒麦芽等同用，民间还常用鸡屎藤叶和糯米共捣细末，加红糖作丸服用。

鸡屎藤化痰止咳的功效主要用于治疗热痰咳嗽。临床常单味煎服，或与黄芩、栀子、桑叶、胆南星、枇杷叶等配伍使用。

鸡屎藤还有清热解毒的功效，可用于治疗热毒泻痢、咽喉肿痛、痈疮疖肿、烫火伤、毒虫咬伤等。本品可内服或鲜全草捣烂，敷患处。

另外鸡屎藤还有镇痛的作用，可用于治疗筋骨痛、痛经、胃痛等多种痛证。

鸡屎藤，既可入药也可食用，本品的维生素 C 含量与辣椒、柑橘一样高，而且含有钙、铁等丰富的矿物质元素，含量远超过普通的蔬菜。

鸡屎藤用量一般为 15～60g，煎服。外用适量，捣敷或煎水洗。

脾胃虚寒者慎用。

槟 榔

《名医别录》

槟榔黎药名为意隆，为棕榈科植物槟榔的干燥成熟种子，海南各地均有，另外在我国广西、台湾、云南均有栽培。本品苦、辛，温。归胃、大肠经。具有杀虫，消积，行气，利水，截疟的功效。槟榔中主要含有生物碱、酚类、氨基酸、多糖、矿物质、粗纤维、油脂和维生素等成分。现代药理研究表明槟榔具有促消化、降血压、抗抑郁、抗氧化、抗炎、抗寄生虫和抑菌等多种药理作用。

槟榔杀虫的功效主要用于治疗绦虫病、蛔虫病、姜片虫病等虫积腹痛，槟榔碱是其驱虫的有效成分，对猪带绦虫、牛肉绦虫具有麻痹作用，对肝吸虫有抑制作用，对猪蛔虫、蚯蚓、水蛭及钉螺均有灭虫作用。

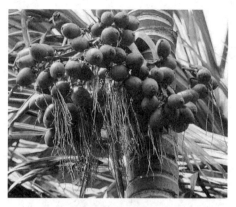

图 19-6 槟榔

槟榔（图 19-6）消积、行气的功效主要用于治疗食积气滞、腹胀便秘、泻痢后重。现代药理学研究表明，槟榔能够提高胃动力低下大鼠的胃排空率和小肠推进率，促使胃肠运动趋向正常化。临床常与木香、青皮、黄连、黄柏、大黄、莪术等配伍组成木香槟榔丸，本方以行气导滞为主，配以清热、攻下、活血之品，共奏行气导滞、攻积泄热之功，主治积滞内停，湿蕴生热证。临床常用于治疗急性细菌性痢疾、急慢性胆囊炎、急性胃肠炎、胃结石、消化不良、肠梗阻等属湿热食积内阻肠胃者。

槟榔还有利水的功效，本品既能利水，又能行气，临床常用于治疗水肿实证。

槟榔花为槟榔的雄花蕾，有暖胃健脾、利尿除火及消食止咳的功效，人们常用槟榔花治疗胃病，熬汤治疗咳嗽。如治疗胃病，中医辨证属脾虚气滞者，将新鲜槟榔花（刚有包未开的嫩花蕾）20g、糯米 10g 塞入猪肚内，加水适量，文火炖烂，空腹药汤一起服用，每天 3 次，分 2 天服完。每周炖两个猪肚。2 周为一疗程，一般 3 周即可。

槟榔用量一般为 3～10g，煎服；驱绦虫、姜片虫时一般用 30～60g。

气虚下陷者慎服；孕妇慎用。

裸 花 紫 珠

《药用植物名录》

裸花紫珠（图 19-7）黎药名为雅介龙，为马鞭草科紫珠属裸花紫珠的茎叶或根。海南主要产于乐东、东方、昌江、白沙、万宁、三亚等地，另外在广东、广西及福建等南部沿海省区也有分布。本品味苦、微辛，平。归脾、胃、肝经。具有散瘀止血、解毒消肿的功效。裸花紫珠中主要含有黄酮类、酚酸类、皂苷类、糖类等化合物。现代药理研究表明裸花紫珠具有止血、抗炎、抑菌、提高免疫、抗肿瘤等多种药理作用。

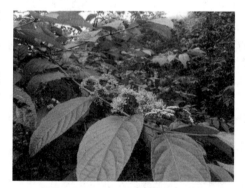

图 19-7 裸花紫珠

裸花紫珠散瘀止血的功效主要用于治疗各种创伤出血以及妇女月经过多、胃出血、肺咯血等，临床常与蒲黄、茜草、地榆、槐花、侧柏叶等药配伍使用。本品也可单用，水煎服或叶子捣烂，敷于患处。现代研究发现裸花紫珠正丁醇提取物具有明显的止血作用，促进血小板 PI3K/Akt 信号转导、刺激血小板的活化可能是其止血作用的机制之一。

裸花紫珠还有解毒消肿的功效，可用于治疗急性扁桃体炎。裸花紫珠颗粒是以裸花紫珠为主要有效成分的纯中药制剂，具有消炎解毒、收敛止血的作用。现代研究表明，在应用抗菌药物基础上给予裸花紫珠颗粒治疗急性扁桃体炎疗效确切，可以缩短咽痛消失时间，有效降低炎症反应。

裸花紫珠用量一般为 15～30g，煎服。外用适量。

孕妇忌服。

大 驳 骨

《岭南采药录》

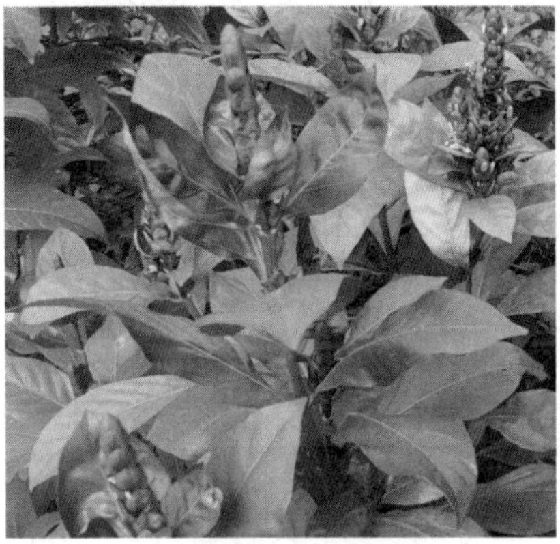

大驳骨（图19-8）黎药名为雅初妙族，为爵床科爵床属植物黑叶小驳骨的全草。海南主要产于三亚、保亭、陵水、万宁等地，另外在我国南部和西南部各省区也有分布。本品苦、辛，平。具有接骨续伤、活血止痛的功效。大驳骨中主要含有十六酸甲酯、棕榈酸、棕榈酸乙酯等挥发油成分，以及β-谷留醇、西米杜鹃醇、对羟基苯甲酸等化合物。现代药理研究表明大驳骨具有改善并修复骨性关节炎软骨损伤的药理作用。

大驳骨接骨续伤、活血止痛的功效主要用于治疗各种扭伤肿痛、骨折和风湿关节痛。治疗扭伤肿痛时，常将鲜大驳骨、小驳骨、连钱草捣烂炒干加酒，热敷患处；治疗

图19-8 大驳骨

骨折时常将鲜大驳骨、小驳骨、红边蚂蝗（焙干）各适量，研末，酒调，敷患处。

大驳骨用量一般为15～30g，煎服。外用适量。

孕妇忌服。

九 节

《黎药学概论》

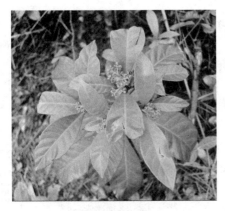

图19-9 九节

九节（图19-9）黎药名为赛赛帕，为茜草科植物九节的嫩枝及叶。海南各地及我国西南部至东部各省区均产。全国大部分地区均产。本品嫩枝叶味苦，性寒，具有清热解毒，祛风除湿，活血止痛的功效。根味苦、涩，性凉，具有祛风除湿、清热解毒、消肿的功效。有关海南九节的现代研究较少，九节中主要含有生物碱、黄酮和三萜等化合物。

九节清热解毒的功效主要用于治疗咽喉肿痛、白喉、痢疾、肠伤寒、疮疡肿毒、毒蛇咬伤等症。

九节祛风除湿的功效主要用于治疗风湿痹痛，临床可单用本品煎服，或浸酒服用，也可将本品嫩枝叶煎水熏洗。

另外九节还有活血止痛消肿的功效，可以治疗跌打肿痛。临床常用本品捣烂外敷患处。

九节用量一般嫩枝叶为10～30g，根为6～9g；或研末，或浸酒，外用适量。

孕妇忌用。

山　苦　茶

《本草求原》

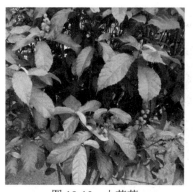

图 19-10　山苦茶

山苦茶（图 19-10）又称鹧鸪茶，黎药名为克塞，为大戟科植物山苦茶的叶。海南各地及广东省均产。本品味甘，香，性温。具有利胆消食，镇痛，消暑热，防感冒，健脾养胃的功效。山苦茶中主要含有有机酸及其酯类、多酚类、多糖类、氨基酸类、萜类及苷类以及无机元素等成分。现代药理研究表明山苦茶具有利胆、抗动脉粥样硬化、降血压、改善脂质代谢和过氧化的药理作用。

山苦茶利胆的功效可以用于治疗胆道疾病。现代研究发现山苦茶对胆囊肌条具有剂量依赖的收缩作用，并显著促进胆汁分泌和利胆作用。

山苦茶还有镇痛的功效，山苦茶醇提物乳剂镇痛效果明显，黎族地区常用本品水煎服，治疗腹痛、腹泻。

另外山苦茶含有零陵香的味道，海南居民习惯用山苦茶的叶子来泡茶，以解油腻、助消化、消暑热、防感冒、健脾养胃。

山苦茶用量一般为 10～30g，煎服，或泡茶饮。

麻　疯　树

《广西中草药》

麻疯树（图 19-11）黎药名为威温，为大戟科麻疯树属的植物麻疯树的叶。海南各地及福建、台湾、广东、广西、贵州、四川、云南等地均产。本品味苦、涩，性微寒，有毒。具有散瘀消肿，止血止痛，杀虫止痒的功效。麻疯树中主要含有二萜类、黄酮类、木脂素、香豆素类、植物甾醇类、蛋白质类、生物碱类等化学成分。现代药理研究表明麻疯树具有抗肿瘤、抗病毒、凝血与抗凝血活性、抗 HIV（艾滋病病毒）的药理作用。

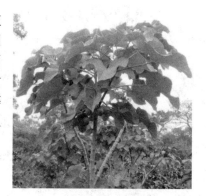

图 19-11　麻疯树

麻疯树散瘀消肿的功效可以用于治疗腹股沟淋巴结炎，临床常将新鲜的麻疯树叶子捣烂，热敷于患处及四周。

麻疯树止血止痛的功效可以用于治疗跌打肿痛、骨折、创伤，临床也是将新鲜的麻疯树叶子捣烂敷于患处。

另外麻疯树还有杀虫止痒的功效，可以用于治疗皮肤瘙痒和湿疹，一般将鲜麻疯树叶，置火上烤热至叶柔软时揉烂擦患处。

本品有毒，一般外用，内服慎用。

白 背 叶

《全国中草药汇编》

白背叶（图 19-12）黎药名为雅布啦龙，为大戟科野桐属植物白背叶的根、叶。海南乐东、东方、昌江、白沙等地及广东、广西、福建、江西等地均产。本品根味微涩、微苦，性平，具有清热解毒，健脾化湿，柔肝活血，收涩消瘀的功效。叶味辛，性温，具有消炎止血的功效。白背叶中主要含有黄酮类、苯并吡喃类及其衍生物、香豆素类、挥发油类及萜类等化学成分。现代药理研究表明白背叶具有抗炎、抗病毒、抑菌、驱虫、抗肿瘤、保肝、止血的药理作用。

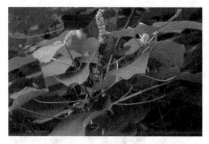

图 19-12　白背叶

白背叶根清热解毒、健脾化湿的功效可以用于治疗湿热所导致的肝炎、肠炎、盆腔炎、腮腺炎、中耳炎等。现代研究表明白背叶根提取物具有一定抗炎作用，对金黄色葡萄球菌、枯草杆菌、大肠埃希菌、铜绿假单胞菌均有不同程度的抑制作用，还可抑制 HIV 的反转录酶的复制，抑制乙型肝炎病毒活性。

白背叶根柔肝活血的功效还常用于治疗慢性肝炎、肝脾大等病证，黎族地区常用本品水煎服治疗慢性肝炎。

另外白背叶根有收涩消瘀的功效，叶有消炎止血的功效，临床常将叶和根皮捣烂外敷，治疗外伤出血和跌打扭伤。

白背叶用量一般为 15～30g，煎服，外用适量。

阴虚外寒和脾胃虚弱人群慎用。

三 叉 苦

《山草药指南》

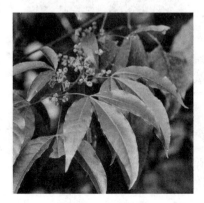

图 19-13　三叉苦

三叉苦（图 19-13）黎药名为三枝枪，为芸香科植物三叉苦的根、叶。海南乐东、昌江、五指山、保亭、白沙等地及广东、广西、福建、台湾等地均产。本品味苦，性寒，具有清热解毒、祛风除湿、消肿止痛的功效。三叉苦中主要含有挥发油、生物碱、色烯、黄酮类和香豆精等成分。现代药理研究表明三叉苦具有抑菌、抗炎、镇痛、调节血糖和血脂的药理作用。

三叉苦具有清热解毒、消肿止痛的功效，可以用于治疗咽喉肿痛、湿疹、胃脘疼痛、虫蛇咬伤、痈肿疮疖等症。临床常将其鲜叶和根捣烂外敷于患处，治疗湿疹、虫蛇咬伤、痈肿疮疖等。当耳内生疖时，还可将本品鲜叶捣烂取汁滴耳。

三叉苦还有祛风除湿的功效,常用于治疗风湿性关节炎、腰腿痛等,常用本品的根水煎内服。另外三叉苦还可预防流感及中暑,常用来制作凉茶。

三叉苦用量一般为根 15～50g,叶 15～25g,煎服,泡茶饮时一般 3g 以下,外用适量。

本品性寒,不宜过量服用,脾胃虚寒者慎服。

刺　芋

《岭南采药录》

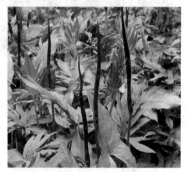

图 19-14　刺芋

本章彩色图片

　　刺芋(图 19-14)黎药名为哈牙哼,为天南星科刺芋属植物刺芋的全草。海南三亚、万宁、儋州等地及我国广东、广西、云南等省区均产。本品味涩、微苦,性寒。具有消炎止痛、化石的功效。有关刺芋的现代研究较少,刺芋中主要含有黄酮类和木质素、简单酚类等化合物。

　　刺芋消炎止痛、化石的功效主要用于治疗肾结石、胆结石等症。临床常将本品 30～100g,水煎,内服。

　　孕妇忌用。

岗　稔

《本草纲目拾遗》

　　岗稔(图 19-15)又称桃金娘,黎药名为雅开圣,为桃金娘科植物桃金娘的根、叶和果。海南各地及福建、广东、广西、云南、台湾等地均产。本品味甘、涩,性平。具有养血止血、涩肠固精的功效。岗稔的成熟果实主要含有黄酮苷、酚类;根和树皮含有鞣质、生物碱等;叶的主要成分为桃金娘油,同时富含黄酮苷、水解鞣质等化学成分。现代药理研究表明岗稔具有抗氧化、抗菌、抗病毒、降糖的药理作用。

　　岗稔具有养血止血的功效,可以用于治疗贫血、咳血、鼻衄等症。如治疗贫血时,可直接服食本品鲜

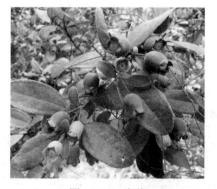

图 19-15　岗稔

果,或用本品根和鸡血藤、红枣、黑豆与猪脚一起炖汤服用;治疗肺结核咳血时,常用本品花 6～10g 水煎服用。

　　岗稔还有涩肠固精的功效,常用于泄泻、遗精等症,常用本品的根和叶水煎内服。

　　岗稔用量一般为 6～15g,煎汤。鲜品 15～30g。外用适量。

　　大便秘结者禁服。